[illegible]

[illegible]

TECHNIQUE — CRITIQUE — RÉSULTATS

PAR

[illegible]

DOCTEUR EN MÉDECINE DE LA FACULTÉ DE PARIS
PRÉPARATEUR ADJOINT D'HISTOLOGIE A LA FACULTÉ DE PARIS
ANCIEN INTERNE DES HOPITAUX DE REIMS
LAURÉAT DE L'ÉCOLE DE MÉDECINE DE REIMS
MÉDAILLE DE BRONZE DE L'ASSISTANCE PUBLIQUE

PARIS
[illegible]
3, Rue Racine, 3

1894

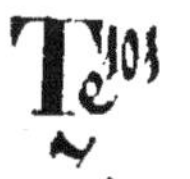

HYSTÉRECTOMIE

ABDOMINALE

HYSTÉRECTOMIE
ABDOMINALE

TECHNIQUE — CRITIQUE — RÉSULTATS

PAR

M. E. GENTILHOMME

DOCTEUR EN MÉDECINE DE LA FACULTÉ DE PARIS
PRÉPARATEUR ADJOINT D'HISTOLOGIE A LA FACULTÉ DE PARIS
ANCIEN INTERNE DES HOPITAUX DE REIMS
LAURÉAT DE L'ÉCOLE DE MÉDECINE DE REIMS
MÉDAILLE DE BRONZE DE L'ASSISTANCE PUBLIQUE

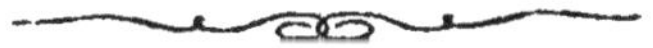

PARIS
GEORGES CARRÉ, ÉDITEUR
3, Rue Racine, 3

1894

INTRODUCTION

Division du sujet.

Au moment où la gynécologie devient la véritable reine de la chirurgie contemporaine, où l'intervention opératoire dans le cas de fibromes utérins,admise par tous comme une règle absolue, devient d'une extrême fréquence, il nous a paru intéressant de faire une étude d'ensemble des divers procédés d'hystérectomie abdominale.

Bien que ces procédés abdominaux soient extrêmement nombreux, ce ne sont pas les seuls moyens mis en œuvre par les chirurgiens pour arriver à la cure des fibromes.

Un certain nombre de traitements chirurgicaux ont été proposés pour atteindre le même but. Nous n'étudierons pas plus ici l'opération de Hégars-Battey que les méthodes d'énucléation sous-muqueuse ou interstitielle et celles d'ablation des fibromes sous-séreux pédiculés. Ce sont là des demi-mesures auxquelles aucun gynécologue ne s'arrête maintenant.

Deux manières de procéder sont en faveur pour le traitement radical des fibromyomes de l'utérus, la voie vaginale et la voie abdominale.

La voie vaginale qui comprend l'hystérectomie simple et l'hystérectomie par les procédés de morcellements de Péan et de Doyen, réservée pour les fibromes pelviens ou sous-ombilicaux de moyen volume, ne rentre pas dans le cadre de notre sujet.

Nous étudierons exclusivement ici la technique de l'hystérectomie abdominale. Nous y joindrons les résultats fournis par les opérateurs et nous essaierons d'en tirer quelques conclusions au point de vue du choix de la méthode. Nous ne prétendons pas donner une solution à cette grave question, de savoir quel est le meilleur procédé d'ablation des fibromes ; nous serons satisfait si nous avons bien indiqué la tendance des gynécologues actuels.

Nous verrons, dans ce travail, que l'extirpation des fibromes par la voie abdominale est passée par plusieurs phases. La majorité des chirurgiens, partisans d'abord de la méthode extrapéritonéale, abandonnent cette méthode pour les procédés intrapéritonéaux. Aujourd'hui on ne discute plus pour savoir si l'on doit fixer le pédicule à la paroi ou le rentrer dans la cavité abdominale.

On se demande s'il n'est pas plus utile de supprimer totalement ce pédicule, source de tant de maux. Disons, de suite, que c'est à cette conclusion que nous aboutissons, quitte à encourir les foudres des chirurgiens pusillanimes qui se hasarderont à nous lire.

Notre sujet se trouve donc nettement divisé de la façon suivante :

Amputation supra - vaginale	Méthode extrapéritonéale. Méthode intrapéritonéale. Méthode mixte.
Ablation totale	Méthode vagino-abdominale. Méthode abdomino-vaginale. Méthode abdominale pure.

PREMIÈRE PARTIE

AMPUTATION SUPRAVAGINALE

CHAPITRE PREMIER

Méthode extra-péritonéale

HISTORIQUE (1)

La méthode extra-péritonéale est la première en date des méthodes appliquées au traitement du pédicule dans l'hystérectomie abdominale pour fibromyomes. Ceci ne nous surprendra pas, si nous nous rappelons que la « myotomie ou l'hystérotomie » des anciens auteurs est fille de l'ovariotomie.

Découvrant, après l'ouverture de la paroi abdominale, une tumeur fibreuse attenant à l'utérus, au lieu du kyste qu'ils avaient diagnostiqué, les plus hardis opérateurs fixèrent à la paroi abdominale le pédicule résultant de la section de cette tumeur, comme il était de règle de le faire après l'ablation d'un kyste de l'ovaire, et créèrent ainsi de toutes pièces une nouvelle opération.

Avant cette période où elle a vu le jour, l'hystérectomie abdominale passa par une phase de conception qui lui est d'ailleurs commune avec la plupart des opérations abdominales. Cette période que nous appellerons préhistorique part de l'antiquité la plus reculée pour aboutir à la première moitié de ce siècle.

Il était d'usage en Grèce, et surtout à Rome, où une loi spéciale (loi de Numa) existait à ce sujet, d'ouvrir le ventre

(1) CATERNAULT. — Thèse. — Strasbourg, 1866.

à toute femme morte pendant sa grossesse. On dit même que c'est de cette façon que naquirent Gorgias le philosophe et César (1).

Plus hardis furent ceux qui opérèrent sur le vivant. Andramystes, roi de Lydie, d'après Athénée (2), aurait fait pratiquer la castration de femmes destinées à remplacer des Eunuques.

Gygès, autre roi de Lydie, d'après Hesychius et Guidas (2) aurait également fait subir la même opération à des femmes dans le but de prolonger leur jeunesse. Pline parle d'un fameux Protagoras qui, dans le cas d'iléus, fendait le ventre, enlevait l'obstacle, recousait et guérissait ainsi ses malades.

Aetius et Paul d'Egine parlent de la possibilité d'extirper l'utérus entièrement.

Le premier fait certain de gastrotomie que nous puissions enregistrer date du moyen âge. En 1550, Jacques Nufer, châtreur de cochon dans un village suisse, ouvrit le ventre de sa femme pour en extraire un enfant vivant; l'opérée guérit. Bauhin, un professeur de l'Académie de Bâle qui vivait à cette époque, nous a transmis le fait. Dans le Traité des Hernies de Pott, on trouve l'histoire d'une jeune fille qui guérit à la suite de l'ablation des deux ovaires herniés et irréductibles. Quelques accoucheurs essaient l'extraction du fœtus par la gastrotomie, mais Ambroise Paré, malheureux dans plusieurs tentatives, fait condamner cette opération par le Collège de chirurgie.

En 1701, un médecin anglais, Houstoun (3), opère avec

(1) Δειπνοσοφιστων. Livre XII.

(2) Fragm. Histor. grecorum. Edit. Didot, 1841.

(3) Philosophical transactions, London, 1726.

succès un kyste de l'ovaire volumineux. Peut-être fut-il inspiré par la pensée de Schorkopff qui, en 1685, avait émis l'idée que dans la maladie des ovaires, l'extirpation pourrait bien être efficace.

C'est seulement un siècle plus tard que l'Aumônier de Rouen (1) 1781 et Mac Dowall de Danville 1805, firent leur première ovariotomie, et à partir de ce moment nombreux furent les imitateurs : Emiliani 1815, Lizars, 1823, Ch. Clay, de Manchester 1842, Atlee d'Amérique, 1843, etc.

A ce moment commence la période vraiment historique de l'hystérectomie abdominale. Si Vrisberg (2) en 1787 et Gutberlat (3) en 1814 donnèrent le conseil d'enlever l'utérus dégénéré par la gastrotomie, ils ne tentèrent pas cette opération. Ce furent les premiers ovariotomistes que nous venons de citer qui, par suite d'erreurs de diagnostic, firent la gastrotomie dans le cas de fibromes utérins. C'est ainsi que Lizars, 1825 (4), Diffenbach, 1826 (5), Atlee, 1849-51 (6), Baker Brown (7), Cutter (8), Dean (9), Mussey (10), Smith (11), mis en présence de tumeurs attenant à l'utérus, refermèrent le ventre ; et sur 14 cas semblables, 5 fois l'opération fut suivie de mort.

(1) Hist. de la société Roy. de méd. Paris, t. V, 1782.
(2) Malgaigne. — Méd. opératoire.
(3) Seibold's. — Journal für Geb. nov. 1825, vol. V.
(4) R. Lée. — Med. chir. transact. XXXIV, p. 14.
(5) Rust's Magaz, t. XXV, 1, 2, p. 349.
(6) American journal of med. science, april 1855.
(7) C. H. F. Routh. — On some points connects with the pathology diagnosis and treatment of fibrous tumours of the womb. London, 1864.
(8) Américan Jour. of medical science, 1854, vol. LIII, p. 34.
(9) Boston med. and surg. journ., octobre 1848.
(10) Ohio med. and surg. journ., nov. 1859, (Hamilton's report).
(11) Lyman's report. Boston, 1856.

En 1837, Granville (1) extirpa hardiment un fibrome sous-séreux pédiculé, mais la malade mourut.

En 1844, Atlee (2) eut un heureux résultat.

Les premières amputations partielles de l'utérus furent faites par Clay (3) 1844 et Heath (4), en 1843 ; mais leurs malades moururent d'hémorrhagie quelques heures après l'opération.

Burnham (5), en 1854, obtint une guérison.

Mais c'est véritablement Kimball (6), en 1855, qui fit le premier, *de propos délibéré*, l'hystérectomie dans un cas bien diagnostiqué. Sa hardiesse fut couronnée de succès.

Kœberlé (7) suivit de près le chirurgien américain. Sa première opération eut lieu le 14 mars 1863. Dès lors, il enleva systématiquement les fibromyomes de l'utérus, fixant le premier un manuel opératoire pour extirper l'utérus fibromateux. Avec Kœberlé nous entrons dans la période moderne de l'hystérectomie abdominale.

En 1866, Caternault, son élève, nous rapporte 8 premières hystérectomies de Kœberlé qui obtint 3 guérisons, et décrit la méthode employée par son illustre maître. La thèse de Caternault avait été précédée d'un mémoire de Kœberlé publié dans la *Gazette médicale de Strasbourg* de 1864.

Kœberlé y donnait les premières indications opératoires

(1) GRANVILLE. — R. Léc med. transact. XXXIV, p. 94.
(2) W. L. ATLEE. — Amer. Journ. of med. sciences, 1845.
(3) C. CLAY. — Med. Times, n° 164, p. 18.
(4) HEATH. — Med. gaz. London, 8 octobre 1843.
(5) BURNHAM. — Nelsons amer. Lancet, 1854.
(6) KIMBALL. — Boston med. and surgic. Journ. mai 1855.
(7) KŒBERLÉ. — Gaz. med. de Strasbourg 1864 et 1864.

et refaisait l'historique de la question, déjà fortement ébauché dans un mémoire de Routh (1) de Londres. Il cite 40 opérations faites jusqu'alors dans le cas de fibromes; 26 furent faites pour des tumeurs pédiculées et 17 fois on enleva simultanément la matrice et des tumeurs fibreuses. Dans la première série de 26 opérations, 7 restèrent inachevées avec 5 morts, 19 furent terminées avec 12 morts. La seconde série fournit 11 morts et 5 guérisons.

Kœberlé, avons nous dit, fixa le premier un manuel opératoire.

Avant lui, en effet, comme cette opération était exécutée par surprise, les plus hardis des chirurgiens s'en tiraient en suivant leur génie opératoire et l'inspiration du moment.

Clay, de Manchester, dont Kœberlé rapporte 3 opérations avec deux morts, détache les ligaments larges en ayant soin de lier successivement les vaisseaux jusqu'au voisinage du col utérin, et lorsqu'il peut glisser le doigt autour de la tumeur, il passe une ligature au-dessus de l'orifice du col.

Kimball emploie aussi les ligatures à la soie. Heath et Kœberlé se servent de la ligature métallique. Tyler Smith coupe les ligatures et laisse tomber le pédicule dans le ventre. Sp. Wells, Baker-Brown, Clay et Kœberlé le maintiennent au dehors. Ces diverses tentatives aboutissent au procédé de Kœberlé longuement décrit par Caternault.

Voici, dans ses grandes lignes, le manuel opératoire :

Opération de Kœberlé. — Ouverture de l'abdomen, réduction du volume de la tumeur par ponction, si elle est kystique, par énucléation dans le cas contraire, et si cette

(1) Routh. — The Lancet, 1863, vol. II, p. 653 et 679.

énucléation est facile, section de la tumeur au-dessus d'une ligature métallique placée de la façon suivante : Après avoir décollé la vessie, on traverse le col utérin d'avant en arrière sur la ligne médiane au milieu de la partie sus-vaginale, au moyen d'une aiguille d'acier de $0^{m}002$ d'épaisseur, terminée en pointe de trocart et munie à l'autre extrémité d'un chas dans lequel on passe un double fil de fer replié en deux parties égales. Puis on divise le fil de fer et chaque fil, serré dans un serre-nœud, embrasse dans son anse la moitié du col, le ligament large et l'ovaire correspondant. Enfin, on fait l'amputation de la matrice avec de forts ciseaux. Nous voyons donc que Kœberlé rejette tous les clamps employés jusque-là par les ovariotomistes. Puis on éponge la cavité abdominale. Enfin, réunion de l'incision par une double suture : une suture profonde métallique et enchevillée, prise de très loin, une suture superficielle entortillée ordinaire.

Pour empêcher le moignon de rentrer dans la cavité abdominale, il l'embroche transversalement avec un ou deux gros fils d'acier, ces fils reposant alors directement sur la paroi abdominale. Entre le pédicule attiré au dehors et les lèvres de la plaie, il « reste une ouverture triangulaire à sommet « dirigé en haut et dont les côtés embrassent le serre-nœud « et le pédicule ou les fils suspenseurs. Le fond de ce trian- « gle est rempli par les intestins et l'épiploon. » Pour empêcher l'issue des intestins, il y place de la charpie ou une lame de plomb recourbée. Souvent il place des tubes de caoutchouc ou de verre de 5 à 15 millimètres de diamètre descendant en bas jusqu'au fond de l'excavation (environ 12 centimètres). Ces tubes conduisent au dehors les liquides et les détritus qui ainsi n'infectent pas la cavité péritonéale. Kœberlé fait quelquefois le drainage vaginal à l'aide d'une canule trocart analogue « aux canules de la laryngotomie ». Momification du moignon au perchlorure de fer. Pansement à la charpie.

Ce manuel opératoire valut à Kœberlé de beaux succès qui eurent un grand retentissement en Europe. Il avait déjà fait neuf opérations suivies de quatre succès, lorsque les plus hardis chirurgiens se lancèrent sur ses traces. Péan (1) à Paris, fit sa première hystérectomie en décembre 1869, et dès lors ses succès ne firent que s'accentuer. La méthode qu'il emploie diffère peu de celle de Kœberlé. A part son procédé de morcellement qui, comme nous le verrons, est peu recommandable dans l'hystérectomie abdominale, il ne s'éloigne de Kœberlé que par de très petits détails. Voici du reste ce qu'il préconise dans son *Traité de l'hystérotomie* de 1873 (2).

Opération de Péan. — Sa méthode de morcellement pour diminuer le volume du fibrome, consistant en la section d'un morceau de la tumeur, isolé de la masse totale au moyen d'anses métalliques serrées par des serre-nœuds de Cintrat ; — ses pinces spéciales pour faciliter l'extraction de la tumeur; — l'usage de deux broches enfoncées perpendiculairement l'une à l'autre dans le pédicule pour le maintenir et le fixer hors de l'abdomen, le serre-nœud de Cintrat pour serrer la double ligature métallique du pédicule ; — une toilette soigneuse du péritoine après la section du fibrome ; — une suture profonde de la

(1) Péan. — Union médicale de 1889. 32e série, t. VIII, p. 874.
(2) Péan et Urdy. — De l'hystérotomie. Paris, 1873.

paroi au fil d'argent, et une suture superficielle entortillée. Telles sont les modifications légères apportées par Péan à la méthode du traitement extra-péritonéal du pédicule.

Si cette façon de faire a donné de nombreux succès au Maître qui s'en servait, la méthode était cependant encore bien loin de la perfection.

L'avènement de l'antisepsie en chirurgie et l'application du fil élastique (1877) à la ligature du pédicule lui firent faire un pas décisif.

C'est Kleeberg d'Odessa, qui le premier en 1877, substitua la ligature élastique à la ligature métallique.

La ligature au fil de fer de ces gros pédicules, abondamment pourvus de vaisseaux et formés d'un tissu dur et difficile à réduire, était pleine d'inconvénients. Si l'anse n'était pas assez serrée, le sang jaillissait à la surface du moignon; si elle l'était trop, elle coupait un peu du tissu du moignon et le résultat était le même. De plus, lorsqu'on avait atteint le degré de constriction suffisant pour empêcher tout écoulement sanguin, au bout d'un certain nombre d'heures le moignon se rétractant, l'anse métallique devenait trop large, et l'hémorrhagie se reproduisait. Aussi devait-on veiller avec un grand soin sur le moignon, et de temps à autre, faire faire quelques tours à la vis du serre-nœud.

La ligature élastique supprimait tous ces inconvénients. Plus de crainte d'hémorrhagie à avoir, la compression se faisant d'une façon continue, même pendant la rétraction du moignon.

Procédé de Kleeberg.— Kleeberg emploie des drains en caoutchouc non percés et conservés dans l'eau, ce qui les

empêche de se briser. « Un trocart d'un centimètre d'épais-
« seur est enfoncé dans le col de l'utérus d'avant en arrière ;
« le stylet retiré, il introduit par la canule quatre drains
« élastiques(non troués), longs d'un pied et demi, et chacun
« d'un demi-centimètre de grosseur. La canule est reti-
« rée, alors deux drains sont conduits sous l'ovaire droit et
« noués après avoir été tirés aussi fortement que possible;
« chacun des nœuds est consolidé par une ligature de soie.
« La même opération est faite à gauche avec les deux
« drains restants, de telle sorte que la tumeur, les ligaments
« sacrés, les ligaments ronds et les ovaires se trouvent au-
« dessus de la ligature élastique. La tumeur et les liga-
« ments sont alors enlevés avec un bistouri, à un pouce
« des ligatures.

« Dans ce cas particulier, où des artères plus grosses que
« la radiale furent coupées, il n'y eut aucune hémorrhagie.
« J'eus la satisfaction d'observer pendant l'extirpation de
« la tumeur, combien les ligatures élastiques s'accommodent
« facilement des changements de pression; elles suivent
« pour ainsi dire le bistouri comme le feraient des organes
« vivants. Le moignon glisse alors avec les ligatures dans le
« petit bassin; les huit bouts des drains émergent de la
« plaie. Après un nettoyage minutieux du péritoine, huit
« autres drains en caoutchouc (ceux-ci troués) sont intro-
« duits en des endroits différents jusqu'au fond du petit
« bassin. Tous les drains sont fixés dans l'angle inférieur
« de la plaie et la cavité abdominale est refermée par des
« sutures. »

Le moignon est détaché vers le douzième jour et les ligatures sont enlevées le vingtième jour.

Martin, sans connaître le procédé de Kleeberg, décrit en 1878 au Congrès de Cassel, un moyen analogue. Il se sert du tube d'Esmarch comme lien élastique.

Pozzi, en France, en 1883, fait connaître ces moyens de compression élastique, et dans sa communication à l'Académie de médecine, il dit qu'il se sert d'un fil plein, de caoutchouc noir de 5^{mm}. de diamètre et d'un ligateur spécial pour fixer ce fil.

Hégar, en réglant définitivement la technique de cette opération, l'a poussée au plus haut degré de perfection qu'elle puisse jamais atteindre. Il en a vulgarisé l'emploi en Allemagne, comme Pozzi l'a fait en France.

Ce ne nous semble pas des titres suffisants pour donner seul son nom au procédé extrapéritonéal, connu, par la plupart des gynécologistes, sous le nom de Procédé de Hégar.

Nous ne pouvons oublier que c'est Kœberlé qui est l'auteur de ce procédé et nous proposons de décrire le type de la méthode extrapéritonéale sous le nom de Procédé de Kœberlé-Hégar, associant le nom du célèbre chirurgien de Strasbourg à celui du gynécologue allemand.

CHAPITRE II

Méthode extrapéritonéale

PROCÉDÉ DE KŒBERLÉ-HÉGAR

Soins préliminaires. — La technique aseptique et antiseptique accompagnant toute opération abdominale, est maintenant trop connue pour que nous ayons besoin d'en parler. On devra se souvenir que lorsqu'on ouvre un ventre, il faut être prêt à tout ; et nous ne décrirons pas plus l'arsenal nécessaire au chirurgien, que les soins préliminaires dont on entoure le malade, soins qui autrefois étaient aussi compliqués qu'importants.

Incision de la paroi abdominale. — L'incision abdominale doit être faite couche par couche, verticalement sur la ligne blanche en passant à gauche de l'ombilic, on évite ainsi la section des vaisseaux contenus dans le ligament falciforme du foie, et les hernies consécutives à la section des tissus cicatriciels de cette région. On divisera successivement la peau et les aponévroses sur la ligne blanche. La section des muscles droits qui occasionne toujours quelques filets de sang, se trouvera de cette façon évitée.

Lorsqu'on est arrivé sur le péritoine (il faut avant cette ouverture que l'hémostase soit complète), on fait à la partie supérieure de l'incision une boutonnière dans la séreuse et on coupe de haut en bas, soit sur une sonde cannelée, soit entre les deux doigts introduits par l'orifice supérieur. Enfin on applique sur chacun des deux feuillets péritonéaux ainsi formés, une pince afin de pouvoir les trouver dans la suite, leur rétraction se faisant rapidement.

La longueur de l'incision est variable ; elle doit être en rapport avec le volume de la tumeur utérine ; en général, elle sera grande, puisque nous réservons la voie abdominale pour les tumeurs volumineuses, les petites ou les moyennes étant justiciables de l'hystérectomie vaginale simple ou compliquée des procédés de morcellement.

Cette grande longueur de l'incision abdominale, partant souvent du creux épigastrique pour aboutir au pubis, apparaissait aux premiers opérateurs comme une complication redoutable, et Péan, en 1873, considère comme « dangereux et téméraire de faire remonter l'incision à plus de 4 centimètres au-dessus de l'ombilic. » Ces craintes n'étaient d'ailleurs pas dénuées de fondement, car plus longue était la plaie, plus grandes étaient les chances d'infection et d'éventration. Spencer Wells a également prouvé par une statistique le danger des longues incisions. Sur 440 cas dans lesquels l'incision ne dépasse pas 6 pouces anglais, il compte 103 décès, c'est-à-dire 23,4 %. Au contraire, dans 60 cas où elle dépassait cette longueur, il note 24 morts, c'est-à-dire 40 %.

Aussi cherche-t-on à éviter cet inconvénient, en diminuant le volume de la tumeur par la ponction des cavités kystiques, l'énucléation des noyaux fibreux (Kimball, Péan, Billroth), le morcellement de la tumeur. Le morcellement (1)

(1) Péan et Urdy. — Tr. de l'hystérectomie, p. 200.

dont Péan est l'inventeur et dont nous avons parlé déjà à propos de sa méthode, a pu donner autrefois quelques résultats. Quoi qu'il en soit, et malgré les perfectionnements apportés au procédé par l'auteur depuis cette époque, il est maintenant presque complètement abandonné : Il avait l'inconvénient d'allonger énormément une opération déjà laborieuse par elle-même, et de plus il y avait toujours une perte notable de sang.

On le réserve pour les cas où l'adhérence totale de la tumeur ne permet aucune mobilité.

Dans le même but, Hégar, rejettant le morcellement proposait d'autres procédés :

Ayant observé l'aplatissement des fibromes d'avant en arrière,et par conséquent un amoindrissement du diamètre de ces tumeurs dans le sens antéro-postérieur, Hégar fait tourner la tumeur autour de son axe vertical, jusqu'à ce que le plus petit diamètre soit amené dans l'incision de la paroi abdominale, puis il sort la tumeur du ventre. C'est, on le voit, une adaptation des diamètres de la tumeur à la largeur de l'incision. Ce procédé occasionne des tiraillements et des ruptures des ligaments larges et des insertions vaginales de l'utérus.

Hégar décrit encore un deuxième moyen. Ayant remarqué que les fibromes sont contractiles et que cette contractilité amène un certain degré de réduction de la tumeur, propose d'employer l'électricité et l'ergotine afin d'éveiller ces propriétés des tumeurs.

Extraction de la tumeur. — Pédiculisation. — L'incision faite, on tombe sur le fibromyome. Il faut alors introduire la main droite dans le ventre et voir s'il est libre d'adhérences. Elles sont en général peu nombreuses. Elles peuvent exister entre la tumeur et l'épiploon, la paroi abdominale et l'intestin. Si elles sont minces, on les rompt avec la main, quitte à placer ensuite une pince si elles saignent. Lorsqu'elles sont volumineuses et vasculaires, comme c'est particulièrement le cas quand l'épiploon est en cause, on les coupe entre deux ligatures ou entre deux pinces à forcipressure. Enfin lorsqu'on a une partie d'intestin adhérente à la tumeur, on laisse un fragment de la tumeur adhérent à l'intestin et on coud les bords opposés de ce lambeau par un surjet au catgut.

Libre d'adhérences, la tumeur est amenée au dehors. On se servira de préférence des mains pour cette opération, exerçant simplement sur la tumeur une pression d'arrière en avant. De nombreuses pinces ont été inventées pour faciliter cette extraction (Péan, Billroth), etc. Elles ont toutes l'inconvénient de provoquer des hémorrhagies plus ou moins abondantes en déchirant la tumeur. Dans les cas de fibromes très volumineux et partant très lourds, on pourrait peut-être se servir avantageusement du forceps à dents de brochet et de l'appareil suspenseur de Reverdin. En règle générale on se servira de la main recouverte si l'on veut de serviettes sèches pour empêcher le glissement.

Dans certains cas d'énormes tumeurs recouvertes par les intestins, il faut souvent avant d'extraire le fibrome sortir l'intestin du ventre. Dans ce cas, on maintiendra les anses intestinales dans de larges serviettes chaudes et stérilisées. On a donné à cette manœuvre le nom d'éviscération.

La tumeur attirée au dehors, on la maintient verticalement sans la faire bouger, les mouvements pouvant occasionner des déchirures des ligaments. Les lèvres de l'incision abdominale sont rapprochées en arrière, au moyen de pinces, afin d'empêcher l'issue des intestins. De plus l'aide a comme mission spéciale d'empêcher l'issue de l'intestin qu'il maintiendra dans la cavité abdominale au moyen d'une large compresse.

Ligature. — Il s'agit alors de mettre en place la ligature. A quel niveau de l'utérus convient-il de la placer ? Il est maintenant de règle de ne plus conserver comme pédicule que le col de cet organe, car on a remarqué que plus on laissait de tissu utérin moins étaient grandes les chances de guérison. C'est du moins ce que tend à prouver une statistique de Chrobach où sur 9 cas où l'utérus et les ovaires furent enlevés il n'y eut que 5 morts, tandis que dans 9 autres cas où il fit seulement l'ablation du fond de l'utérus, il eut 8 morts.

Ainsi on place la ligature élastique sur le col de l'utérus, en ayant soin de ne pas comprendre la vessie dans la ligature, fait qui est arrivé aux plus habiles opérateurs. On évite cet accident en prenant la précaution d'introduire une sonde dans la vessie, ce qui permet de se rendre compte des rapports des deux organes (1). « Un fil élastique « plein de 5 mm. est saisi solidement entre l'index et le

(1) Tr. de Hégar et Kaltenbach.

« pouce de la main gauche, qui repose par son bord interne « sur le Mont-de-Vénus, tandis que la main droite entoure « le col avec le tube fortement tendu. On croise alors les « fils et on les presse l'un contre l'autre avec une pince à « larges mors. »

Hégar se sert d'une pince spéciale connue d'ailleurs sous le nom de pince de Hégar. On emploiera aussi commodément une pince clamp dont on a toujours sous la main une abondante provision.

Au point d'entrecroisement des deux fils, on applique une ligature à la soie bien serrée; on en fait une deuxième pour plus de sûreté; elles suffisent pour maintenir les deux chefs du fil élastique. Lorsque le pédicule est gros, on fait faire deux tours au fil élastique. Ce procédé suffit dans tous les cas et est préférable à la ligature du pédicule en deux parties, faite suivant la méthode de Kaltenbach.

L'emploi des ligateurs à demeure comme ceux de Terrillon et de Segond (1) sera également proscrit. Le ligateur de Pozzi pourra rendre des services dans les cas où l'on devra appliquer une ligature sur un col situé très profondément.

Section. — Après l'application de la ligature élastique, on coupe la tumeur à environ deux travers de doigt du lien. Cette section se fera avec un bistouri ordinaire en ayant soin d'entourer auparavant le pédicule de compresses stérilisées afin que le sang noir et abondant de la tumeur ne pénètre pas dans la cavité abdominale. Les ovaires étant généralement situés à la partie supérieure

(1) Bulletin et mémoire de la Société de Chirurgie, 1866, p. 198 et 201.

ou sur les côtés de la tumeur, et la ligature appliquée en masse sur le pédicule, seront presque toujours compris dans cette section; s'ils ne l'étaient pas, il conviendrait de les enlever séparément, car leur ablation est maintenant la règle. Hégar conseille de les enlever toutes les fois que la femme n'a pas atteint l'âge de la ménopause, leur conservation exposant à des grossesses ultérieures (Kœberlé) et à l'apparition d'hématocèle menstruelle (Péan et Kœberlé), l'hémorrhagie pouvant même aller jusqu'à la mort comme dans un cas de Péan. Les ovaires pourraient encore donner naissance ultérieurement à des kystes, ou seraient la source de douleurs. Enfin il n'est d'aucune utilité de conserver des organes malades. Bulius (1) a, en effet, fait l'examen de 50 cas et toujours il a trouvé une altération des tissus de l'ovaire. Les recherches de Popow de Strasbourg (2), entreprises sur 400 ovaires enlevés sur des femmes atteintes de fibromes, abondent dans le même sens.

Toilette du péritoine. — Fixation du pédicule. — Avant de passer à la fixation du pédicule au dehors, il convient de faire la toilette du péritoine. Cette toilette se fera presque toujours rapidement puisqu'on a pris soin d'empêcher la pénétration des liquides à l'intérieur de la cavité abdominale. On emploiera de préférence des compresses de tarlatane stérilisées à la chaleur humide et encore chaudes. Il faudra être sobre des grands lavages péri-

(1) G. Bulius. — Zeitschr. f. geb. und Gymn., XXIII, 2.
(2) Popow. — Centr. f. Gyn., 1890, p. 882.

tonéaux qui jouissent encore d'une certaine faveur. S'ils étaient nécessaires, on se servirait seulement d'eau tiède parfaitement stérilisée, Delbet (1) ayant démontré expérimentalement que les solutions antiseptiques enlèvent momentanément au péritoine son pouvoir absorbant.

La fixation du pédicule à la partie inférieure de l'incision abdominale est la partie caractéristique du procédé que nous décrivons. On suture le péritoine des bords de l'incision abdominale au péritoine du pédicule au-dessous de la ligature élastique, de manière à constituer comme le dit Pozzi « le fond d'une gouttière péripédiculaire, laissée (2) « béante par la non-réunion au voisinage immédiat du pé- « dicule des plans aponévrotiques, adipeux et tégumen- « taires. Ce fossé empêche le pédicule destiné à se mortifier « d'être étroitement emprisonné dans l'épaisseur des par- « ties molles et de les infecter. Il demeure isolé comme le « pistil au centre du calice de la fleur, et l'on peut autour « de lui, accumuler des topiques toujours destinés à le main- « tenir aseptique et à le momifier. »

Pour fixer le péritoine pariétal au péritoine du moignon, Hégar conseille seulement de faire deux points de suture à la soie, l'un allant de la partie inférieure de l'incision péritonéale à la face antérieure du pédicule, l'autre entre la face postérieure du pédicule et les feuillets péritonéaux pariétaux que l'on continue d'adosser l'un à l'autre jusqu'à la partie supérieure de l'incision. Le contact de la séreuse du pédicule avec celle qui forme la boutonnière traversée par le moignon se trouve ainsi suffisamment assuré. Il est pré-

(1) Delbet. — Arch. d'Obst. et de Gymn.
(2) Pozzi. — Traité de Gymn., p. 313.

férable de faire, comme Pozzi le conseille, un surjet au catgut tout autour du pédicule, l'affrontement des séreuses est ainsi plus exact. On ferme ensuite la partie supérieure de l'incision abdominale, soit par des sutures en étage avec points de catgut, soit par une suture à points séparés faite au fil d'argent. Dans ce dernier cas, les points de suture comprennent toute l'épaisseur de la paroi abdominale.

On fixe alors le pédicule au-dessus de l'incision au moyen de deux fortes aiguilles d'acier. Ces broches sont passées à l'aide de poignées spéciales à travers le tissu pédiculaire de façon à former un X par leur entrecroisement. On coupe leurs extrémités pointues avec des pinces coupantes et on place sous leurs extrémités qui reposent sur la paroi abdominale des tampons de gaze iodoformée. On régularise ensuite la surface de section à coups de ciseaux en énucléant même les petits noyaux fibreux qu'on peut y rencontrer, et on la cautérise au thermocautère de Paquelin, principalement au niveau de l'orifice du col, afin de détruire les germes qu'il peut contenir.

Pansement. — Le pansement a une grande importance, et de lui dépend en partie le succès de l'opération. Il doit avoir pour but de favoriser la momification du moignon en empêchant l'infection. Au perchlorure de fer dont se servaient Kœberlé et Péan, Hégar substitue le chlorure de zinc qu'il emploie à 5 o/o pour badigeonner la surface de section et à 10 o/o pour imprégner une épaisse mèche de coton hydrophile qu'il place dans la gouttière péripédiculaire ; il applique ensuite un pansement ordinaire à l'iodoforme. Au bout de 5 à 7 jours, il enlève ce premier pansement et remplace l'ouate par de la gaze iodoformée, et le pansement est renouvelé tous les jours.

Kaltenbach se contenta du pansement à la gaze iodoformée, mais ayant eu des accidents d'intoxication, il employa un mélange de trois parties de tannin et une partie d'acide salicylique. On peut se servir aussi bien de ce mélange que de celui imaginé par Pozzi et formé d'une partie d'iodoforme pour 5 parties de tannin. Le point important est d'en bien remplir la gouttière péripédiculaire et d'en recouvrir la surface du moignon.

Au bout de huit jours, le pédicule est tanné, momifié. La ligature élastique tombe du 15e au 20e jour, laissant un entonnoir béant et profond. Cet entonnoir granuleux et suppurant bourgeonne petit à petit. Il faut continuer à faire des pansements à la gaze iodoformée jusqu'à ce qu'il soit complètement comblé, ce qui n'a jamais lieu avant six semaines au minimum.

CHAPITRE III

Modifications du procédé Kœberlé-Hégar

Modifications de Pozzi.

Nous avons en décrivant la méthode de Kœberlé-Hégar indiqué et adopté la plupart des modifications imaginées par Pozzi. Préconisant avec Hégar la ligature élastique en masse de la tumeur et des ligaments, nous avons omis de parler de la section préalable des ligaments larges entre deux ligatures en chaîne. Pozzi se sert d'une aiguille mousse et de soie pour faire cette ligature en chaîne. Il conseille de lier séparément la trompe et le ligament rond. C'est seulement lorsque les ligaments larges sont détachés qu'il applique la ligature élastique. Il emploie toujours pour l'appliquer son ligateur spécial, mais il ne le laisse jamais à demeure et fixe son lien élastique à l'aide d'un fil de soie. Ce dernier procédé a l'avantage de rendre l'hémostase plus sûre, mais il a l'inconvénient d'allonger un peu la durée de l'opération. On sera forcé de l'employer quand on voudra faire l'amputation supravaginale à la Schrœder, mais dans le cas présent, son usage est une affaire d'appréciation personnelle.

(1) Pozzi. — Traité de gynécologie.

Modifications de Kaltenbach.

Kaltenbach, élève de Hégar a trop contribué à établir la méthode extrapéritonéale que nous avons décrite pour que nous ayions à revenir ici sur son *modus faciendi*. Cependant nous devons décrire son procédé de ligature élastique au moyen d'une aiguille spéciale. Cette aiguille remplace le trocart qu'employait Kœberlé et n'a pas comme lui l'inconvénient de déchirer les tissus. Cette aiguille en forme de lardoire est légèrement recourbée, aplatie jusqu'à sa partie moyenne et surmontée d'une canule à ressort à l'intérieur de laquelle on attire par un fil de soie le double tube élastique fortement tendu. On réunit seulement l'aiguille à la canule lorsque celle-ci est munie du tube. On transperce le pédicule d'avant en arrière avec l'aiguille ainsi armée et avec chacun des deux fils élastiques, on lie séparément chacune des deux moitiés du pédicule. Pour attacher ces liens on fait d'abord un double nœud avec les chefs, puis on applique sur ces nœuds une ligature au fil de soie. Kaltenbach emploie ce procédé lorsque le pédicule est épais et que sa circonférence est considérable. Même dans ces cas, il commence toujours par faire une première ligature simple suivant le procédé indiqué plus haut et c'est par-dessus qu'il applique cette seconde ligature pour plus de sécurité.

Ce procédé de Kaltenbach est certainement très recommandable, mais il a, à nos yeux, l'inconvénient de néces-

(1) KALTENBACH. — Traité de gynécologie.

siter un instrument spécial, et comme l'on peut arriver au même degré de sécurité plus simplement, nous préfèrerons le moyen que nous avons indiqué.

Modification de Terrillon.

C'est le procédé classique que nous avons longuement décrit. Une petite modification proposée par Terrillon est la suppression de la suture du péritoine pariétal au péritoine du moignon. Dans ce cas le pédicule passe librement au travers de la boutonnière péritonéale dont l'étroitesse permet l'affrontement exact des surfaces séreuses et empêche toute communication de la cavité abdominale avec l'extérieur. L'auteur n'a jamais eu qu'à se louer de cette façon d'agir.

Nous laisserons tout opérateur libre d'adopter cette modification, bien qu'il vaille mieux s'assurer de la fermeture complète de la cavité péritonéale en faisant une suture.

Nous avons déjà parlé du ligateur spécial de Terrillon. Cet instrument sert à appliquer le lien élastique et à en maintenir les chefs en restant à demeure. Ne voyant pas l'utilité de laisser dans la plaie un instrument qui a tous les inconvénients d'un corps étranger, sans présenter de réels avantages, nous en proscrirons l'usage.

Nous ferons les mêmes remarques à propos du ligateur de Segond (2), également destiné au maintien du fil élastique. Quelqu'ingénieux que soient ces instruments, nous leur refusons toute utilité.

(1) TERRILLON. — Cliniques chirurgicales 1889.
(2) POZZI. — T. de Gynécologie.

Modification de Thiersch (1).

Thiersch, pour maintenir sa ligature élastique, emploie une bague de plomb, analogue à un tube de Galli. Il y fait passer les deux chefs de son fil élastique, et lorsque sa ligature est bien tendue, il écrase la bague de plomb.

C'est évidemment là un bon moyen de contention de la ligature élastique, mais nous ne voyons aucun avantage à substituer une bague de plomb à notre fil de soie.

L'agrafe de Walcher (2), destinée également au maintien de la ligature élastique, est susceptible des mêmes critiques.

Modification de Kœberlé (3).

Malgré l'immense supériorité de la ligature élastique sur les autres procédés de constriction, un certain nombre d'opérateurs continuent même maintenant à employer le fil métallique. Au premier rang nous citerons Kœberlé qui emploie toujours un serre-nœud. Dans la même rainure que l'anse de fil de fer et au-dessus de celle-ci, il place une ligature en fil de soie.

Modification de Krassowski (4), *de St-Pétersbourg.*

Lui aussi se sert du ligateur de Cintrat et son application ne présente rien de particulier. De plus il place un drain

(1) Centrabl. für gyn. 1882, p. 657.
(2) Centrabl. für gyn. 1884, p. 825.
(3) Gazette médicale de Strasbourg.
(4) Krassowski. — Thèse de Raoult.

dans le cul-de-sac de Douglas et fait passer ce drain par le vagin.

Nous n'avons pas parlé de drainage dans la description du procédé type de la méthode extra-péritonéale. C'est que ce drainage est inutile si l'hémostase et les sutures ont été bien faites. Il est même nuisible si l'on fait passer le drain par le vagin, la septicité de ce conduit étant difficile à combattre, les germes pouvant remonter dans le drain et infecter la séreuse.

Modification de Bantock.

Bantock (1) emploie un serre-nœud de Kœberlé légèrement modifié et un fil métallique spécial en (métal delta), Ce n'est que lorsqu'il ne peut pas se servir de son serre-nœud qu'il use de la ligature élastique. Il coupe la capsule de la tumeur à une distance de quelques pouces et détache la manchette péritonéale ainsi formée du reste du fibrome; il applique directement sur le tissu myomateux son fil qui est par conséquent en dehors du péritoine, puis il coud la manchette péritonéale à la paroi abdominale. C'est en somme un procédé analogue à celui de Schwarz que nous indiquons plus loin.

Modification de Spencer Wells (2).

Avant d'être partisan de l'oophorectomie, Spencer Wells se servait de ligateurs métalliques, et surtout de clamps. Ces clamps inventés d'abord pour l'ovariotomie furent mo-

(1) Bantoch. — Am. Journ. of obst.
(2) Spencer Wells. — Brith. med. J. 1880, t. II. p. 365.

difiés de différentes façons par un grand nombre d'opérateurs. Quoi qu'il en soit, leur principe était toujours le même. Deux branches métalliques réunies à une de leurs extrémités par une charnière étaient rapprochées par leurs extrémités libres à l'aide d'une vis.

Atlee, Kœberlé, Walb de Darmstadt, Spencer Wells, etc. modifièrent cet instrument.

Celui de Spencer Wells était un des plus usités. Leurs inconvénients étaient peut-être encore plus grands que ceux de la ligature métallique. La pression ne se faisant pas uniformément sur tout le pourtour du pédicule, certaines parties n'étaient pas comprimées et l'hémostase se faisait mal. Ce fait arrivait presque toujours avec les clamps à branches parallèles auxquels on substitua bientôt les clamps à branches courbes. Autre désagrément ; au bout d'un certain temps après l'application du clamp, la rétraction du tissu pédiculaire se faisant graduellement, la constriction n'était plus assez énergique pour empêcher le pédicule de s'échapper, de tomber dans la cavité abdominale et de donner lieu à des hémorrhagies rapidement mortelles. Quand l'hémorrhagie ne survenait pas, la malade succombait à une péritonite, conséquence de l'infection directe de la séreuse par le moignon.

Aussi cette méthode est-elle abandonnée par le plus grand nombre des chirurgiens. Cependant Keith (1), en Amérique, emploie encore actuellement le clamp dont il dit avoir les meilleurs succès.

(1) Keith. — Amer. J. of obst 1892.

Modification de Labbé (1).

Dans une classe tout à fait spéciale, nous ferons entrer la modification de Labbé. Labbé suit les règles opératoires que nous avons énoncées. Il propose de plus d'appliquer sur la tumeur une bande d'Esmarch avant d'en faire l'amputation. De cette façon on rendrait à la malade une partie du sang contenu dans le fibrome, et ceci est précieux, puisqu'on opère des femmes généralement très anémiées et fort affaiblies. Ce moyen n'est pas exempt de graves inconvénients. La quantité de sang restitué à la malade est très aléatoire, les fibromes étant des tumeurs dures et peu compressibles. En outre l'application de la bande d'Esmarch peut occasionner des embolies, des thromboses existant très fréquemment dans l'épaisseur des fibromyomes. Ces raisons expliquent suffisamment l'abandon où fut laissé le procédé.

Modification de Duret et de Fehling

Duret de Lille propose d'abréger la guérison en n'attendant pas la mortification et la séparation spontanée du moignon qui se fait généralement du 20e au 30e et même au 40e jour. Dès la deuxième semaine, il le sectionne avec des ciseaux courbes, à petits coups, au-dessous de la ligature élastique. La surface de section est blanche, sèche, dure et exsangue. Aucune particule ne se mortifie secondairement.

(1) Labbé. — Journal de méd. et chirurgie, sept. 1880 et Bull. gen. Thérap. XXX n° 4.

(2) Duret. — Journal médical de Lille.

On comprend l'avantage de cette manière de faire qui tarit la suppuration, empêche la peau et les tissus voisins de s'ulcérer, et surtout abrège la guérison.

H. Fehling (1) hâte également la cicatrisation en excisant le moignon aux ciseaux vers le 14e jour, puis quand l'entonnoir s'est rétréci, après désinfection, grattage et avivement des bords de la plaie, il fait une suture de cette plaie en laissant un drain dans la partie inférieure.

Modification de Pichevin (2).

Dans un ordre d'idées analogues, Pichevin a proposé son procédé dit de *volatilisation du pédicule*.

Deux jours après l'opération, il enlève le pansement et cautérise énergiquement le moignon au thermocautère, en enfonçant la pointe dans ses tissus. Il renouvelle cette opération tous les deux jours jusqu'au douzième jour, époque à laquelle il enlève totalement au thermocautère ce qui reste du moignon. Il cautérise ensuite les bords de la plaie, les suture en laissant un drain. Vers le 29e jour, la malade est guérie.

Nous préférons l'excision aux ciseaux, c'est une méthode plus chirurgicale, car les eschares produites par le fer rouge déterminent nécessairement une abondante suppuration.

Modification de A. Reverdin (3).

A. Reverdin a proposé pour faciliter l'extraction des fibromes de la cavité abdominale un appareil particulier.

(1) H. Fehling. — Centralb. fur gyn. 1890, p. 513.
(2) Pichevin. — Médecine moderne.
(3) A Reverdin. — Archives provinciales de chirurgie, Octobre 1892.

Bien qu'il préconise cet appareil dans le cas d'ablation totale, il peut être employé dans n'importe quelle méthode et rendre dans tous les cas de grands services, Aussi le décrirons-nous à la suite de la méthode extrapéritonéale.

Cet appareil est formé d'une pince dont chaque branche est analogue à une fourchette. On saisit la tumeur entre les deux branches de cette pince. Dans une des trois dents de chaque fourchette, on enfonce une broche qui fixe la tumeur et l'empêche de déraper. Cette pince est suspendue au plafond par une chaîne qui passe sur une poulie et permet d'élever plus ou moins la tumeur.

La traction exercée sur la tumeur est tellement grande qu'elle allonge tous les ligaments et que le vagin lui-même vient s'offrir au couteau de l'opérateur.

On comprendra de quelle utilité est cet appareil dans les cas où il est difficile de former un pédicule.

Autres procédés extrapéritonéaux

Procédés de Moore et de Kuster

Moore (1), de Rochester, Amérique, imagina un procédé très ingénieux. Lorsque la tumeur est sortie de la cavité abdominale, il fait à la partie moyenne une incision circulaire comprenant seulement le péritoine. Il dissèque alors

(1) Moore. — Thèse Letousey 1879.

la partie du péritoine située au-dessous de l'incision jusqu'au niveau du pédicule. A ce moment il coupe la tumeur et lie les vaisseaux séparément. Il a donc un sac au fond duquel se trouve le moignon utérin. Il fixe la circonférence supérieure de ce sac au péritoine de l'incision abdominale. La séreuse péritonéale se trouve ainsi à l'abri de l'infection; les liquides sanieux et purulents secrétés par la plaie séjournent dans cette poche largement ouverte à l'extérieur. De plus, il n'y a pas de tiraillement du moignon.

Kuster (1), de Berlin, emploie un procédé presque entièrement semblable au précédent. Il incise le péritoine sur une sonde cannelée, le décolle comme Moore en liant les vaisseaux au catgut, coupe la tumeur et suture le sac au péritoine des bords de l'incision abdominale. Il tamponne le sac à la gaze iodoformée et le draine par le vagin.

Ces moyens semblèrent peut-être pratiques à l'époque où ils furent imaginés. Aujourd'hui ils doivent être laissés de côté.

Procédés de cautérisation intracapsulaire après incision abdominale

G. Fowler (2) de Brooklyn, décrit un procédé de « cautérisation intracapsulaire ». Il préconise l'ouverture de la paroi et la suture de la capsule péritonéale du fibrome au pourtour de l'incision péritonéale dont l'ouverture doit avoir 2 pouces de long et 1 pouce de large. A l'aide du thermocautère, qu'il enfonce dans la tumeur dans tous les sens

(1) Kuster. Centralb. für gyn. 1884, n° 1.
(2) Fowler. — New York med. J. Juin 1890.

et profondément, il favorise l'élimination du fibrome sous forme d'eschares. C'est seulement lorsque toute la tumeur est disparue que la blessure abdominale guérit, c'est-à-dire au bout de 6 semaines.

C'est en opérant un cas où les adhérences étaient très nombreuses qu'il fut amené à faire cette opération. Il la mit ensuite 3 fois en pratique.

Vuillet (1), de Genève, avait, en 1885, décrit un cas à peu près identique. Outre le thermocautère il employait le harpont et les ciseaux pour extraire le néoplasme.

Nous citons ces tentatives de cautérisation intracapsulaire comme des curiosités chirurgicales.

La longue durée de la suppuration est une des contre-indications à leur emploi. Même si nous tombions sur un fibrome adhérent de toutes parts nous devrions écarter ces procédés. N'avons-nous pas les procédés de morcellement qui nous permettraient de terminer cette opération avec autant de sécurité que de rapidité.

(1) Vuillet. — Revue médicale de la Suisse Romande 1885, p. 683.

CHAPITRE IV

Critique de la méthode extrapéritonéale

Avantages. — Nous avons dit que la méthode extrapéritonéale est la première en date des méthodes employées pour l'extirpation des fibromes par la voie abdominale.

A une époque où toute manifestation opératoire était suivie de suppuration, elle présentait l'avantage de mettre sous l'œil du chirurgien la plaie résultant de l'amputation utérine. Il pouvait alors la surveiller et s'opposer autant qu'il était possible aux deux dangers toujours menaçants, l'hémorrhagie et la septicémie.

Bien que l'ancienne chirurgie ait exagéré un peu l'importance de l'hémorrhagie et que l'on tende maintenant à abandonner dans toute opération l'hémostase préventive, la méthode extrapéritonéale n'en reste pas moins précieuse vis-à-vis de l'hémorrhagie immédiate. En cas d'alerte, il suffit d'attirer le pédicule hors de la plaie et de procéder à une nouvelle ligature pour parer sur le champ à l'accident sans avoir à nouveau à ouvrir la cavité abdominale. On a en outre l'avantage de voir le péritoine à l'abri de l'écoulement sanguin lorsque l'hémorrhagie se produit. Les mêmes avantages existent lorsqu'on a à combattre une hémorrhagie secondaire.

La septicémie très redoutée autrefois ne doit plus être

maintenant une indication formelle de pédiculisation externe, car à l'heure actuelle tout chirurgien doit être à l'abri de cet accident.

Le seul avantage de la méthode extrapéritonéale sur les autres méthodes est d'avoir un manuel opératoire beaucoup plus simple et de pouvoir donner d'assez beaux résultats, même entre les mains de chirurgiens inexpérimentés.

Inconvénients. — En échange d'avantages plus ou moins réels, la méthode extrapéritonéale offre de graves et nombreux inconvénients. Les uns sont immédiats, les autres sont tardifs.

Accidents immédiats. — La méthode extrapéritonéale n'est pas applicable à tous les cas. Dans une grand nombre de fibromes à large base d'implantation, il est impossible, quoi qu'en dise Price (1), de former un pédicule suffisamment long pour être fixé à la paroi abdominale.

Lorsque le pédicule est fixé à l'extérieur de la cavité abdominale, les chances d'infection sont plus nombreuses et on peut voir des septicémies immédiates rapidement mortelles.

Accidents secondaires. — D'autre part l'élimination du moignon par mécanisme de suppuration entraîne souvent des abcès, des décollements de la paroi et des péritonites enkystées ou généralisées.

L'hémorrhagie sera fréquente à la chute des eschares. La nécrose du moignon entraîne la lenteur de la guérison et exige un grand nombre de pansements fréquents. La

(1) PRICE. — Am. j. of obst. 1893.

guérison dure au moins un mois, et dans les cas qui se compliquent peut atteindre trois mois.

Lorsque la malade a échappé à tous ces dangers de mort, elle doit craindre un certain nombre d'infirmités. Presque toujours elle est menacée d'éventration qui succède à la faiblesse de la cicatrice; sans compter que dans beaucoup de cas il persiste au niveau de la cicatrice une fistule communiquant avec le vagin. Enfin signalons des troubles de la miction dus à la compression de la vessie, et des troubles nerveux divers d'origine réflexe.

Indications. — Les indications de la méthode extra-péritonéale avaient pour but de parer aux deux grands inconvénients qui suivent la confection du moignon ; hémorrhagie et septicémie. Aussi chaque fois que l'on ne pouvait pas être sûr de son hémostase et de son asepsie, était il de règle de fixer son pédicule au dehors.

M. Pozzi résume ainsi les indications dans son traité de gynécologie : « On doit employer la méthode extra-péritonéale :

1° Dans les pédicules peu saignants et creux suffisamment longs.

2° Dans les pédicules très saignants suffisamment longs.

3° Dans le cas de fibromes énucléables et très vasculaires développés sur les parois latérales de l'utérus.

4° Lorsqu'on ouvre la cavité utérine durant l'énucléation d'un fibrome. »

Il n'y a plus actuellement d'indications spéciales à la méthode extrapéritonéale, les méthodes intrapéritonéales ou d'ablation totale pouvant s'appliquer à tous les cas.

Contre-indications. — Si les indications sont rares, nombreuses sont les contre-indications

Tous les inconvénients immédiats et tardifs inhérents à la méthode sont autant de contre-indications. Nous insisterons seulement ici sur la difficulté que l'on éprouve quelquefois à former un pédicule ; même en se servant des appareils de traction on n'arrivera pas toujours à avoir un moignon assez long pour être fixé dans l'incision abdominale.

CHAPITRE V

MÉTHODE INTRAPÉRITONÉALE

Les ovariotomistes ayant définitivement adopté le traitement intrapéritonéal du pédicule des kystes ovariques, on devait s'attendre à ce que l'hystérectomie supravaginale suive cette nouvelle voie. On espérait, en rentrant le pédicule dans le ventre, supprimer tous les inconvénients de la méthode extrapéritonéale : infection, éventration, tiraillements de la paroi, etc., et l'on y réussit jusqu'à un certain point puisque aujourd'hui encore cette méthode prévaut. Elle est fortement battue en brèche par les procédés d'ablation totale de l'utérus, procédés qui seront bientôt, espérons-le, les seuls employés contre les fibromyomes utérins, car ils réalisent, à nos yeux, le dernier degré de la perfection en supprimant tous les *desiderata* inhérents aux autres méthodes.

Plusieurs procédés intrapéritonéaux sont également utilisés de nos jours. Conçus dans le but d'apporter le plus de sécurité possible à cette opération, ils peuvent se ranger en un certain nombre de catégories, correspondant à peu près à leur ordre chronologique :

1° Procédé d'évidement du moignon et de suture de ses faces : Schrœder.

2° Procédés de ligature perdue au fil élastique, ou au fil de soie : Olshausen, Zweifel, etc...

3° Procédés de version vaginale du pédicule : Meinert, etc...

4° Procédés rétropéritonéaux : Chrobak, Richelot, etc...

Le procédé de Schrœder, 1878, étant le premier en date, nous lui accorderons ici la place d'honneur.

Il est magistralement exposé dans le livre d'Hofmeier son élève, et nous nous ferons un devoir de suivre cet auteur dans notre description.

HISTORIQUE

Schrœder, qui a donné le premier une technique opératoire pour la conservation intrapéritonéale du pédicule, n'est pas le premier opérateur qui ait eu cette idée. Avant lui, un certain nombre de chirurgiens, poussés par la nécessité du moment, étaient entrés dans cette voie.

Kimball, dont nous avons parlé au chapitre précédent, paraît être le premier opérateur qui ait rentré un pédicule de fibrome. Dans un de ses trois cas, il coupe les extrémités des ligatures, laisse tomber le pédicule dans le ventre et ferme la plaie.

Parkmann, Baker-Brown, Tyler Smith en firent autant.

En 1874, Kaltenbach propose de traiter les pédicules minces par la ligature, la suture et la réduction. Spencer Wells(1), qui avait adopté la méthode extrapéritonéale, appliquait cependant quelquefois le traitement intrapérito-

(1) SPENCER WELLS. — Brith. méd. J. 1880, II, p. 373.

néal aux pédicules des fibromyomes, puisque avant 1878, il avait fait sept tentatives de ce genre avec deux guérisons seulement. A partir de cette époque, il adopte une méthode présentant une grande analogie avec celle de Schrœder. Voici quelle était sa façon de procéder : Après section de la tumeur au-dessus d'une pince-compresseur spéciale, il liait à la soie le moignon, soit en masse, soit en plusieurs parties si sa grosseur l'exigeait. Puis il réunissait au-dessus de la plaie utérine les bords opposés du péritoine par une suture qui fermait cette cavité péritonéale. De cette façon, la plaie était en dehors de la séreuse. Il ne réunissait pas les bords de la muqueuse utérine, la perméabilité du canal utérin permettant un libre écoulement des liquides secrétés par le moignon.

Schrœder, au Congrès de Cassel en 1878, et au Congrès de Salzbourg en 1881, exposa sa manière de faire et ses résultats aussi brillants qu'encourageants.

Czerny, au Congrès de Baden en 1879, se déclare ferme partisan de la méthode intrapéritonéale qui pour lui est celle de l'avenir, et adopte le procédé de Schrœder, après avoir eu un insuccès en réduisant un pédicule lié avec une double ligature de soie phéniquée, placée dans une gouttière faite avec un serre-nœud à fil de fer.

CHAPITRE VI

Procédé de Schrœder.

Les premiers temps opératoires de l'amputation supra-vaginale de l'utérus fibromateux sont les mêmes, que l'on emploie les méthodes intra ou extrapéritonéales. Nous ne reviendrons pas ici sur l'incision de la paroi, la mobilisation et l'extraction de la tumeur, et l'application de la ligature élastique. Nous ferons cependant remarquer qu'avant d'appliquer cette ligature élastique provisoire, il est nécessaire de détacher les ligaments larges de la tumeur. Cette section se fera après avoir placé en dehors des trompes et des ovaires une ligature en chaîne s'étendant aussi bas que possible vers le col utérin.

On procède alors à l'ablation de la tumeur, et c'est là le premier point important de notre méthode. On se propose après l'amputation de réunir par des sutures les surfaces cruentées du moignon, et on peut arriver à ce résultat de deux façons : en taillant deux lambeaux ou en évidant le moignon en cône. Auparavant, on fait la section circulaire du péritoine à 1 cent. 1/2 au-dessus de l'endroit où l'on pratiquera l'amputation, et on décolle ce lambeau péritonéal. De cette façon, la rétraction dela séreuse n'empêchera pas de recouvrir le moignon.

Lorsqu'on veut façonner deux lambeaux, on fait à 3 centimètres au-dessus du lien élastique deux incisions qui se rencontrent en V, au voisinage de la cavité utérine. Si l'on emploie l'autre procédé, on coupe la tumeur en travers au même niveau, puis on évide le moignon en entonnoir en enlevant suffisamment de tissu pour que les faces opposées puissent s'adosser l'une à l'autre. On lie séparément les artères volumineuses que l'on aperçoit sur la surface de section, et avant de réunir les surfaces « on lie isolément les artères principales de l'utérus ». On évite ainsi les hémorrhagies.

Les artères utéro-ovariennes se trouvant comprises dans les ligatures en chaîne des ligaments larges, on n'a plus qu'à lier les artères utérines. Cette ligature des artères utérines est très délicate et demande une certaine habitude pour être bien faite.

L'hémostase se trouvant ainsi assurée, on passerait à la suture si l'on n'avait pas ouvert la cavité utérine, ou si l'on était sûr de l'asepsie de la plaie. Comme cette cavité utérine est presque toujours ouverte, il convient de détruire les germes qu'elle contient et ceux qui ont pu s'étaler sur la surface de section du moignon. L'ouverture de la cavité utérine inévitable dans la plupart des cas assombrit beaucoup le pronostic de l'opération. C'est du moins ce que tend à prouver une statistique de Schrœder : sur 21 opérées où la cavité utérine ne fut pas ouverte, il eut 2 morts; il en eut 18 sur 59 opérées dans des conditions inverses. De la désinfection dépendra en grande partie la guérison. La meilleure façon d'y arriver sera de cautériser au fer rouge. On détruit la muqueuse utérine en enfonçant la pointe du thermocautère dans sa cavité aussi profondément que possible ; puis on excise les eschares au bistouri et on touche la surface des lambeaux avec une solution de sublimé au 1/1000 ou d'acide phénique au 1/20. On peut aussi désinfecter la cavité utérine en y introduisant de petits tampons imbibés d'acide phénique au 1/10. Cette désinfection étant obtenue par l'un de ces procédés, il faut suturer les surfaces.

Leur affrontement est très difficile à réaliser, car il n'est pas aisé dans le tissu rigide que forme le moignon de serrer suffisamment les fils pour que l'hémostase soit absolue et qu'en même temps la nutrition du moignon se fasse bien. Schrœder est arrivé à ce résultat en employant la suture en étages. Il fait ses sutures au catgut qui est « suffisamment solide, n'irrite pas les tissus et se résorbe ». Mais ces sutures peuvent céder facilement sous l'influence de la rétraction des tissus du moignon. Pour empêcher cette rupture et l'écartement des lèvres de la plaie qui en serait la conséquence, il applique des sutures à la soie « embrassant toute la profondeur de la plaie ». Ces sutures à la soie sont placées les premières afin de ne pas couper les fils de catgut avec l'aiguille, mais on les noue seulement quand la suture en étages est terminée. On les place à 1 cent. 1/2 les uns des autres de la façon suivante : sur le bord libre du lambeau antérieur on porte une aiguille courbe chargée du fil de soie; cette aiguille chemine au-dessous de la face cruentée de ce lambeau jusqu'à sa base, pénètre dans la base du lambeau postérieur, chemine au-dessous de la surface de section de ce dernier et ressort sur son bord libre en un point diamétralement opposé au point d'entrée dans le premier lambeau. Lorsque tous ces fils de soie sont en place, on fait une suture au catgut en étages, de façon à ce que les premiers points oblitèrent l'orifice de la cavité utérine et on continue le surjet jusqu'à ce que les surfaces soient complètement réunies. On noue alors les fils de soie et il ne reste plus qu'à unir au-dessus d'eux les deux lambeaux péritonéaux par un surjet au catgut. Le lien élastique est ensuite détaché. Si les ligatures et sutures ont été bien faites, il ne doit pas y avoir d'hémorrhagie. Dans le cas où l'écoulement sanguin donnerait quelques craintes, on placerait de nouvelles ligatures profondes. Enfin, dans des cas exceptionnels où le sang suinterait par toutes les piqûres, il ne faudrait pas craindre de mettre, à la base du pédicule, une forte ligature au fil de soie ou un lien élastique perdu. Après une toilette minutieuse du péritoine, on referme le ventre.

Telle est la technique la plus moderne employée par Schrœder.

Critique du procédé de Schrœder.

Avantages. — Ses avantages sont ceux du traitement intrapéritonéal en général. En outre, par ce procédé on réduit au minimum le volume du moignon par son évidement central, l'idéal étant d'obtenir un moignon aussi mince que possible. Cette petitesse du pédicule diminue les chances ultérieures d'adhérences intestinales et des compressions qu'un gros moignon peut occasionner : gêne de la vessie, de l'intestin, occlusion intestinale.

Il a encore pour lui d'être un procédé brillant. Le moignon lorsqu'il est bien fait est très élégant et offre une certaine analogie avec un utérus normal; c'est donc la restitution *ad integrum* des rapports anatomiques.

Inconvénients. — Nous avons déjà vu combien il était difficile, en faisant la suture des parois, d'obtenir un degré de constriction juste suffisant : On a toujours la crainte d'avoir trop serré. Dans ce cas le fil coupe les tissus fibreux du moignon et on a une hémorrhagie; si le tissu résiste, la constriction est trop grande et le moignon peut se sphacéler, sa nutrition ne pouvant plus s'effectuer. Si, au contraire, la suture n'est pas suffisamment serrée, une hémorrhagie rapidement mortelle peut s'ensuivre.

Le nombre considérable des sutures que l'on est obligé de faire multiplie les chances d'infection et exige un temps très considérable, ce qui est toujours une mauvaise chose dans les opérations abdominales.

Dans ce procédé de Schrœder, nous trouvons que la cavité péritonéale n'est pas suffisamment à l'abri des germes infectieux provenant de la surface de section du moignon ou de la cavité utérine.

Enfin, le procédé ne peut s'appliquer à tous les cas.

Lorsqu'on a un pédicule gros et court ou bien adhérent de toutes parts, on ne peut arriver à confectionner le moignon même en l'évidant au maximum.

Un grand nombre d'opérateurs adoptèrent la méthode de Schrœder; mais beaucoup y firent subir de petits changements. Il serait oiseux de décrire en détail ces modifications comme autant de procédés nouveaux et personnels; Nous nous contenterons de signaler les plus importantes.

Modifications de Martin.

Martin (1) *de Berlin* a employé le procédé de Schrœder en y ajoutant le drainage de la cavité péritonéale. Cependant, il n'emploie pas de fils de soie dans la suture du moignon et fait tous ses points au catgut à l'essence de bois de genèvrier.

Lorsque son moignon est suturé et après la toilette du péritoine, il introduit dans le cul-de-sac postérieur du vagin une longue pince et pendant qu'il déprime le cul-de-sac de Douglas avec l'autre main introduite dans le ventre, il pousse cette pince de bas en haut et perfore la voûte vaginale et le péritoine. Par cette ouverture, il attire avec la pince le bout d'un tube terminé à son autre extrémité par une +. Cette extrémité en + reste dans le cul-de-sac de Douglas, tandis que l'autre est repliée dans le vagin, et entourée de gaze iodoformée. Ce tube reste en place 3 ou 4 jours. A ce moment, sa présence occasionne un malaise particulier dans le bas ventre, il est temps de le retirer.

Ce drainage de Martin ne mérite son application que dans quelques rares occasions où l'on redoute une septicité particulière du moignon. Aussi nous pouvons conclure avec Mickulicz (2) que le drainage est inutile et n'atteint pas son but.

(1) MARTIN. — Path. und. Ther de Frauenker, 1887, p. 286.
(2) MICKULICZ. — Congrès chirurgical de Berlin 1881.

Autres modifications de la méthode de Schrœder.

Geza Von Antal (1) lie isolément les vaisseaux au catgut à la surface du moignon. Il creuse son moignon en entonnoir, mais de manière à ce que les faces opposées soient convexes; de cette façon, en réunissant les bords de la plaie péritonéale, les deux surfaces entrent en contact intime et la pression qu'elles exercent l'une sur l'autre empêche l'hémorrhagie.

Il ferme la cavité utérine par un point de suture pour empêcher la pénétration des germes septiques.

Il fait ensuite la ligature des ovaires pour favoriser l'atrophie de l'appareil génital.

O' Marcy (2) *de Boston* substitue les tendons de Kanguroo au catgut dans la suture du moignon. Ces tendons de Kanguroo sont préparés suivant la technique adoptée par Lister pour confectionner le catgut. Il en a les meilleurs succès.

Baldy (3) *de Philadelphie* a fait connaître dernièrement un nouveau procédé d'amputation supravaginale avec traitement intrapéritonéal du pédicule.

Il place sa malade en position de Trendelenbourg, ouvre l'abdomen et coupe chaque ligament large entre deux ligatures. Il tire la matrice au dehors, place d'autres ligatures embrassant ce qui reste des ligaments larges jusqu'au plancher pelvien. Il détache de nouveau ces parties, puis il lie les artères utérines sur le doigt contre l'utérus. Il fait ensuite

(1) Geza Von Antal. — Arch, f. gyn. 1882, n° 30.
(2) O'Marcy. — J. of the med. assoc., 21 juillet 1888.
(3) Baldy. — Amer. Jour. of obst., 1893.

l'amputation cunéiforme aussi bas que possible, détruit la muqueuse au thermocautère ou au bistouri, réunit les surfaces par des sutures et coud enfin les bords du péritoine.

Dans les figures qu'il joint à sa description, on peut voir que lorsque l'opération est terminée, le moignon ne dépasse pas le plancher pelvien.

C'est en somme la méthode de Schrœder, mais avec un pédicule réduit au minimum. Baldy laisse seulement la partie vaginale du col. Le point caractéristique du procédé est la suppression d'hémostase préventive.

G. Fischer (1) *de Hanovre* employa une méthode analogue à celle de Schrœder. Il réduisit dans l'abdomen un moignon entouré de son lien élastique, et bien que n'ayant pas évidé son pédicule en cône, il parvint à en adosser les surfaces par des sutures.

Kocher, en 1890, lie transversalement le pédicule à la soie et a de beaux résultats.

Léopold (2), qui depuis longtemps appliquait une ligature complémentaire à la soie à la base du moignon, décrit en 1892 sa nouvelle façon de procéder ; après ligature des ligaments larges, il place un lien élastique provisoire et taille les deux lambeaux antérieur et postérieur comme le fait Schrœder. Il évide le moignon autant qu'il peut afin d'en laisser le moins possible et cautérise au thermocautère le canal cervical. Il passe alors d'avant en arrière à travers le moignon une aiguille chargée d'un fil de soie en ayant soin de ne pas pénétrer dans la cavité cervicale et lie séparé-

(1) Fischer. — Dent zent f. chirurg., 1882.
(2) Léopold. — Arch. f. gyn., t. XX.
— arch. f. gyn. 1892, p. 181.

ment chaque moitié du col avec chacun des deux fils qu'il coupe au ras du moignon. Il fait ensuite la ligature de l'artère utérine près du col à l'aide d'une aiguille courbe, et suture au-dessus du moignon les deux lambeaux péritonéaux dont il adosse les bords l'un contre l'autre comme dans une suture de Lambert. Le lien élastique est enlevé et la suture abdominale termine l'opération.

D'après Léopold, on aurait par ce procédé, moins à redouter le sphacèle qu'avec une ligature élastique perdue, et la rapidité est plus grande qu'avec la méthode de Schrœder type, puisqu'on supprime les sutures en étages.

CHAPITRE VII

Ligatures perdues élastiques et à la soie

Ligature élastique perdue. Procédé de Olshausen. — La ligature élastique qui devait jouer un si grand rôle dans le traitement extrapéritonéal du moignon fut tout d'abord appliquée à la méthode intrapéritonéale.

Nous avons vu que Kleeberg d'Odessa, l'inventeur du procédé, commença par réduire un moignon autour duquel il avait placé des liens élastiques; il est vrai qu'il laissa l'extrémité de ces liens dans la plaie de l'abdomen et qu'il put ensuite les enlever.

Czerny (1) en 1879 et Kaltenbach firent également des opérations analogues, mais c'est Olshausen (2) qui dans son mémoire de 1881 eut le mérite de décrire la méthode qui porte encore son nom et d'en vulgariser l'emploi.

La méthode de Olshausen ou méthode de la ligature élastique perdue est certainement le plus simple des traitements intrapéritonéaux du moignon dans l'amputation supravaginale. Après avoir extrait la tumeur de l'abdomen, et placé un lien élastique sur son pédicule, on sectionne nettement le fibrome au-dessus de ce lien. La muqueuse cervicale est détruite au thermocautère ; on rôtit aussi la surface de sec-

(1) Czerny. — Centrabl. für gyn., 1879, p. 519.
(2) Olshausen. — Deutsch. Zeit, f. chirurg., 1881.

tion ou on la désinfecte au sublimé. Le moignon entouré de son tube élastique est réduit dans l'abdomen et les lèvres de la plaie sont réunies. D'après cet auteur et ses expériences sur les animaux le tube élastique s'encapsule dans le péritoine.

Appréciation du procédé Olshausen.

Ce procédé de Olshausen qui paraît un retour en arrière sur le précédent a le grand avantage d'être d'une exécution très rapide. Il assure de plus une hémostase beaucoup plus complète et supérieure à celle du procédé type de Schrœder. En réalité on a de grands ennuis avec le fil élastique, car il arrive fréquemment que la ligature de soie coupe les extrémités du fil élastique qui devient libre, et une hémorrhagie foudroyante peut en être la conséquence. Il est arrivé aussi que dans un certain nombre de cas, le caoutchouc, en vertu de sa principale propriété, glisse et abandonne le pourtour du moignon.

Un accident très fréquent pour ne pas dire habituel, mais très tardif du procédé de Olshausen est l'élimination du fil élastique. Au bout de 5 à 6 mois, quelquefois un an, quelquefois plus encore, l'opérée est atteinte de douleurs intolérables dans la région pelvienne, accompagnées d'un léger mouvement fébrile plus ou moins accentué. Le fil élastique qui en principe doit s'enkyster a fini par s'infecter et occasionner des accidents suppuratifs. Le plus souvent, le foyer purulent s'ouvre de lui-même dans le vagin ; c'est là une terminaison relativement heureuse. Il peut aussi s'éliminer par la paroi abdominale et déterminer des fistules secondaires.

Tous les opérateurs qui ont appliqué le procédé ont éprouvé cet inconvénient. Nous citerons, pour mémoire, les cas les plus anciens de Hégar, de Kaltenbach, d'Ahlfeld, de Karströme et de Pozzi (1), qui prouvent bien que loin de s'enkyster le fil élastique finit presque toujours par s'éliminer.

Cette méthode très simple de ligatures perdues devait également avoir de nombreuses variantes.

Modifications du procédé de Olshausen. — *Ahlfeld* (2) applique à la méthode de Olshausen le procédé de Thiersch, c'est-à-dire qu'il fixe les extrémités de son tube élastique dans une bague de plomb.

Pozzi, dans son mémoire de la Société de chirurgie en 1883, se demande s'il ne faut pas favoriser l'élimination du fil élastique « qui est fréquente, sinon fatale. » Il suffirait de maintenir l'extrémité du fil élastique dans l'angle inférieur de la plaie abdominale ou dans un cul-de-sac vaginal; on pourrait ainsi l'ôter au moment opportun.

Schwartz (3) frappé des inconvénients de la ligature élastique perdue telle que la pratique Olshausen, place cette ligature en dehors du péritoine. Après avoir sectionné la tumeur à 4 cent. d'une ligature élastique provisoire, il décolle le péritoine qui entoure son pédicule jusqu'à ce lien, rabat la manchette péritonéale ainsi formée, place alors directement sur le tissu du moignon une seconde ligature élastique définitive. Puis il rabat son péritoine qu'il coud sur tout le pourtour du moignon et enlève le premier lien élastique. Sa ligature élastique définitive se trouve ainsi sous-péritonéale.

(1) Pozzi. — Bulletin de la société chirurgicale, 1883, p. 409.
(2) Beritche und asbeite der Klinik zu giessen, 1881-1882.
(3) Dans Zweifel.

Treub de Leyden, dans un mémoire adressé à la Société d'obstétrique de Paris en 1890, décrit un procédé qui diffère peu de celui de Olshausen. Il insiste surtout sur les précautions opératoires :

Bains chauds répétés et purgation donnés à la malade. Il veut également que l'opérateur et son aide aient pris un bain aussi peu de temps que possible avant l'opération. Il limite le nombre des spectateurs à 10 ou 12. Pour la désinfection des mains il emploie l'acide phénique au 20e ainsi que pour la désinfection de la paroi abdominale et du vagin. Comme lien élastique, il applique autour du col une sonde de Nélaton, n° 11 à 13 filière Charrière. Désinfection du moignon au sublimé au 500e.

Ce procédé réalise la « simplicité, la vitesse et l'antisepsie exacte ». De cette façon, l'hystérectomie abdominale n'est pas plus dangereuse que l'ovariotomie.

Terrillon est en France un des plus chauds partisans de la méthode de Olshausen.

Enfin quelques opérateurs remplacent la ligature élastique par des fils de soie ou de catgut.

C'est ainsi que *Lawson Tait* (1), en Angleterre, emploie un procédé analogue. Il réduit le pédicule, après ligature et cautérisation de la surface. C'est également la manière de faire de *Billroth*. Billroth avait imaginé un compresseur spécial avec lequel il traçait autour du pédicule, une gouttière. Lorsque cette gouttière était assez creuse, il y plaçait des ligatures à la soie.

E. Bœckel (2) de Strasbourg conseillait de placer d'abord

(1) Medical Times, 1881, p. 544.
(2) Bœckel. — Gazette médicale de Strasbourg, 1880, n° 6.

autour du pédicule un fil de fer que l'on maintenait pendant quelques minutes au moyen d'un serre-nœud, dont on serrait de temps en temps la vis. On plaçait ensuite dans le sillon ainsi formé, de forts fils de catgut dont on nouait les extrémités.

Procédé Zweifel:

Frappé des inconvénients des procédés de Schrœder et de Olshausen, Zweifel (1) imagine une nouvelle méthode, méthode des ligatures partielles juxtaposées (Fortlanfende Partienligatur). Il la décrit en 1888 dans son ouvrage sur le « Traitement du pédicule dans la myomectomie » et dit en être très satisfait. Voici quelle est sa technique.

Après avoir détaché les ligaments larges sur lesquels il fait une série de ligatures partielles à la soie, de manière à ce que ces ligatures soient toutes dans la contiguité l'une de l'autre, il place une ligature élastique provisoire sur le col, en ayant soin de prendre dans son lien de caoutchouc les extrémités des fils ligaturés les plus rapprochés de l'utérus relevés sur la paroi antérieure de cet organe.

L'amputation de la tumeur demande beaucoup de soins. Il taille en avant et en arrière des petits lambeaux peu épais mais assez hauts pour que leurs bords puissent entrer en contact quand la tumeur aura été enlevée. Puis il coupe la tumeur transversalement de la base d'un lambeau à la base de l'autre. Cette surface de section sera même très légère-

(1) ZWEIFEL. — Die stielbeandlung bei der myomectom, Stuttgard, 1888, p. 65.
ZWEIFEL. — Centralb. f. gyn., 1889, g. 570.

ment en coin comme Zweifel nous le montre dans les figures jointes à sa description. La cavité utérine est cautérisée au fer rouge et désinfectée le plus possible.

C'est alors qu'il procède à l'application des ligatures partielles juxtaposées. Elles se font au-dessus de la ligature élastique et comprennent toute l'épaisseur du moignon. Zweifel se sert pour les faire de soie désinfectée et d'une forte aiguille à coulisse à pointe mousse, du genre d'une aiguille de Reverdin (Pozzi). Les ligatures en nombre variable suivant la grosseur du moignon comprennent une portion de tissu utérin d'un centim. d'épaisseur environ, et divisent ce moignon en un certain nombre de segments. Ceci permet d'obtenir une constriction suffisante avec des fils de soie pour empêcher toute hémorrhagie.

Lorsque les ligatures partielles sont placées, on rabat les deux lambeaux musculo-péritonéaux sur la surface de section et on réunit leurs bords par des sutures superficielles au catgut à points séparés. Réunion de la plaie abdominale. Zweifel ne fait de drainage que lorsqu'il y a un suintement persistant du moignon. Il le fait dans ce cas par le procédé de Martin.

La méthode de Zweifel est comparable à celle de Schrœder, au point de vue des avantages et des inconvénients. Elle a sur celle de Olshausen la supériorité de la sécurité de l'hémostase; mais comme celle de Schrœder, elle est longue, car de nombreuses ligatures font toujours perdre beaucoup de temps. De plus la multiplicité des ligatures augmente les chances d'infection, et les fils une fois infectés peuvent s'éliminer successivement et retarder d'autant la guérison complète.

Procédé de Chaput.

Nous rapprocherons du procédé de Zweifel le procédé imaginé par Chaput.

Chaput (1), frappé des inconvénients de la ligature en masse, compare le pédicule à un moignon d'amputation sur lequel il se propose de lier directement les vaisseaux. Mais comme il est difficile d'isoler ces vaisseaux très adhérents au tissu utérin et de les pincer séparément, il a imaginé le procédé suivant. Il isole autour des artères de petits prismes de tissu utérin qu'il lie ensuite séparément. Il saisit ces prismes à l'aide de pinces spéciales en cœur et à griffes qui permettent de les faire saillir suffisamment pour passer autour d'eux un fil de soie. Il fait observer que cette manœuvre est assez facile, les artères se trouvant en général à la périphérie du moignon. Enfin il fixe le pédicule derrière la paroi abdominale, au moyen d'une soie passant à travers la paroi postérieure du pédicule et les deux bords de la plaie abdominale, puis il laisse une mèche de gaze dans l'angle inférieur de la plaie, allant jusqu'au pédicule.

Chaput trouve qu'ainsi l'hémostase est plus sûre et plus rapide que dans les autres procédés ; de plus le sphacèle n'est pas à redouter. Enfin sa fixation à la paroi lui permet d'éviter sûrement la compression des intestins et l'occlusion intestinale.

Les avantages du procédé de M. Chaput sont-ils aussi réels qu'il l'affirme ? Nous pouvons certes contester la rapidité dont il fait mention et quant à l'hémostase, elle ne

(1) Chaput. — Archives de gynécologie.

nous semble pas plus sûre que dans les autres procédés de ligature perdue à la soie.

Dimitri de Ott (1) de Saint-Pétersbourg, donne un procédé de ligature du moignon à la soie.

Il fait précéder son opération d'un curettage de la cavité utérine. Il lie et sectionne les ligaments, place une ligature élastique provisoire, ampute la tumeur et cautérise la surface et la cavité au thermocautère. Alors à 1/2 ou 1 centimètre de la surface, d'avant en arrière de chaque côté du canal cervical, il fait passer un fil de soie, et lie chacun de ces fils à lui-même, embrassant ainsi dans chaque ligature moitié du col. Il répète la même manœuvre en plaçant deux ligatures transversales, perpendiculaires aux premières. Tout est alors lié, mais la cavité est perméable et il y passe une mèche de gaze à l'aide d'une sonde.

Les avantages du procédé de Dimitri de Ott seraient le peu de durée de l'opération, la désinfection parfaite et l'hémostase absolue.

(1) Archives de gynécologie, sept. 1891.

CHAPITRE VIII

III. — Procédés de version vaginale du pédicule.

Toujours dans le but de remédier aux inconvénients causés par la présence du moignon dans la cavité péritonéale, nous voyons surgir des procédés nouveaux. Parmi ceux-ci ce ne sont pas les plus pratiques qui sont les moins originaux. Tel est le cas des procédés de Meinert (1), de Byford (2) et de Frascani, qui, tous trois, s'efforcent de fixer leur pédicule dans le vagin, isolant ainsi complètement la cavité péritonéale.

Procédé de Meinert.

Meinert, le premier, a proposé de retourner le pédicule dans le vagin. Après avoir amputé la tumeur au-dessus du ilen élastique, il fait au cul-de-sac postérieur du vagin, une incision suffisamment longue pour pouvoir laisser passer le pédicule. Il bascule le pédicule en arrière et l'attire à travers l'incision dans le vagin au moyen d'un crochet et de pinces.

Ce renversement du moignon dans le cul-de-sac de Douglas, tenté aussi par Schrœder, Fritsch et d'autres, ne paraît pas avoir donné les résultats que l'on attendait, car cette méthode n'est pas d'une pratique courante.

(1) Wien. med. Woch. 1885, p. 1273.
(2) Byford. — Amer. J. of obst., octobre 1890.

On comprendra d'ailleurs quelles difficultés on devait rencontrer pour ce renversement lorsqu'on avait affaire à un gros pédicule.

Procédé de Byford de Chicago.

Le renversement du pédicule dans le cul-de-sac antérieur paraît donner de meilleurs résultats. Byford de Chicago qui décrit cette opération sous le nom de « fixation vaginale du pédicule » est l'inventeur de ce procédé élégant.

Voici quels sont les temps principaux de son opération. Après l'ablation de la tumeur, il sépare la vessie du vagin, il déchire la paroi vaginale antérieure et retourne en avant dans le vagin le moignon à l'aide d'un tenaculum. Il unit le bord péritonéal antérieur venant de la vessie avec le péritoine de la face postérieure du pédicule. Un clamp est alors appliqué dans le vagin et laissé jusqu'à ce que l'eschare se détache, ce qui a lieu du 10e au 14e jour. De plus la blessure du tissu cellulaire de la partie supérieure du vagin est bourrée de gaze iodoformée.

Ce procédé paraît assez facile à réaliser quand le moignon est petit. Quand il est gros, on éprouvera de grandes difficultés.

On a reproché à Byford de ne pas aller assez loin. Pourquoi ne pas enlever le moignon complètement ? l'opération ne demanderait guère plus de temps.

Procédé de Frascani.

Dans un ordre d'idées semblables, Frascani (1) propose une méthode d'inversion du moignon déjà préconisé par

(1) Frascani. — Riforma medica, 14 sept. 1891.

King (1) dans le cas d'opération de Porro. King faisait l'inversion du moignon en le retournant à travers sa cavité (turning it inside ont). Cette inversion est facile sur un col dilaté ou dilatable. On peut la faire en introduisant la main dans le vagin. Pour empêcher l'hémorrhagie au moment où on veut la pratiquer, comme on est obligé de retirer le lien élastique, on passe un grand nombre de ligatures à la soie dans les parois du col, tout autour de l'orifice. On passe l'extrémité de ces ligatures à travers l'ouverture du col, et en tirant dessus par le vagin on accomplit l'inversion.

Frascani applique un procédé analogue aux moignons des fibromes; seulement dans ce cas il faut faire la dilatation du col.

Nous ne pensons pas que ce soit là un procédé bien pratique. Cette inversion du moignon nous paraît très difficile à réaliser, la rigidité des tissus du pédicule se prêtant mal à la dilatation de la cavité cervicale.

Ces trois procédés de Meinert, de Byford et de Frascani, ont, outre leur difficulté d'application, le grand inconvénient de nécessiter une manœuvre vaginale, c'est-à-dire de prolonger l'opération et de multiplier les chances d'infection.

(1) King. — Amer. Jour. of obst., octobre 1888.

CHAPITRE IX

IV. Procédés rétropéritonéaux

Si l'on prend soin, après l'amputation supravaginale d'un utérus fibromateux, de recouvrir la face cruentée du pédicule par un lambeau péritonéal, on obtient, en agissant de cette manière, un moignon dit rétro ou sous-péritonéal, et la toile celluleuse tapisse le pédicule comme le péritoine recouvre la face antérieure du rein ou celle du pancréas.

Ainsi procèdent Goffe (1), Milton (2), Chrobach (3), Richelot (4), Léonte (5), Heywood Smith (6), Hofméier (7), et après eux un grand nombre de chirurgiens.

Parmi les opérateurs, il en est qui se servent, pour agir avec sûreté sur le pédicule, de la ligature élastique provisoire. D'autres suppriment le lien en caoutchouc. Cette conduite nécessitant quelques temps spéciaux, comme la liga-

(1) Goffe. — Amer. Jour. of obst., 1890.
(2) Milton du Caire. — The Lancet, 1890, p. 1005.
(3) Chrobach. — Centrabl. für gyn, 1891.
(4) Richelot. — In thèse de Guilleminot, 1892.
(5) Léonte. — Revue de chirurgie, 1894, n° 6.
(6) Heywood-Smith. — Britisch. med.
(7) Hofméier. — Zür rétropéritonealen Steelversorguegng bei myomopertionen (traitement rétropéritonéal du pédicule dans la myomectomie). Central. für gyn., n° 48, 2 décembre 1893.

ture des artères utérines par exemple, nous étudierons successivement :

A : les procédés rétropéritonéaux avec ligature élastique provisoire.

B : les procédés rétropéritonéaux sans ligature élastique provisoire.

A. — Procédés avec ligature élastique provisoire

I. Procédé de Goffe (1)

1er *Temps.* — Hémostase de l'étage supérieur des ligaments larges. Celle-ci est pratiquée par deux clamps de chaque côté. L'un est juxta-utérin, l'autre est situé en dehors des annexes. Les pinces ne prennent que les 2/3 supérieurs des ligaments larges.

2e *Temps.* — Libération de la tumeur sur ses faces latérales et supérieures. Il suffit pour mobiliser latéralement la tumeur et faciliter sa pédiculisation, de sectionner entre les deux pinces placées de chaque côté. La section s'arrêtera exactement au niveau des pointes des pinces.

3e *Temps.* — Confection des 2 lambeaux péritonéaux, séparation de la vessie et du rectum. De l'extrémité inférieure des sections ligamenteuses faites au 2e temps, on fait partir une incision péritonéale, décrivant une courbe, l'une sur la face antérieure, l'autre sur la face postérieure de la tumeur. La lèvre inférieure de l'incision péritonéale est disséquée ou décollée, en rasant le tissu utérin avec le doigt, sur une certaine hauteur. Ainsi se trouve isolée dans

(1) Goffe. — Amer. Jour. » obst., 1898.

le lambeau antérieur, la vessie; dans le postérieur, le rectum.

4e *Temps.* — Hémostase provisoire de la base de la tumeur. Un lien élastique est placé aussi bas que possible, après avoir écarté soigneusement les lambeaux péritonéaux antérieur et postérieur, afin que ceux-ci ne soient pas pris par la ligature élastique.

5e *Temps.* — Ablation de la tumeur au couteau. On ampute toute la portion comprise au-dessus du lien élastique.

6e *Temps.* — Hémostase définitive. Celle-ci est faite : 1° sur le pédicule, 2° sur le restant des ligaments larges.

1° *sur le pédicule.* Immédiatement à la base des lambeaux, on transfixe d'avant en arrière le moignon avec une aiguille chargée d'une grosse soie de chine, qui est enchaînée, puis liée de chaque côté. Le lien élastique est ensuite supprimé.

2° *sur le restant des ligaments larges*, on supprime le clamp externe, mis au premier temps, on le remplace par un surjet sur la tranche du ligament large. Aucune ligature n'est faite ; c'est le même surjet qui va d'un ligament large à l'autre en prenant dans sa partie moyenne les lambeaux péritonéaux.

7e *Temps.* — Fermeture de la cavité péritonéale. Suture des lambeaux : Les lambeaux péritonéaux rapprochés sont suturés au-dessus du moignon par la partie moyenne du surjet qui va d'un ligament large à l'autre. Ce surjet commence donc latéralement sur la tranche du ligament large sectionné. Ce temps une fois exécuté, on voit par l'abdomen une surface péritonéale complètement fermée par une seule ligne de suture transversale.

Heywood Smith (1) suit un procédé analogue et recommande :

1° De tailler de larges lambeaux, à cause de leur rétraction ;

2° De lier séparément les vaisseaux, au lieu de les prendre dans un surjet ;

3° Il coud ses lambeaux par sutures de Lembert et non pas surjet ;

4° Il ne fait pas le drainage, mais il supprime la fermeture du canal cervical qu'il considère comme une soupape de sûreté.

II. — Procédé de Chrobach de Vienne (2)

1er temps. — Hémostase définitive de l'étage supérieur des ligaments infundibulo-pelviens et des ligaments-larges ;

2e temps. — Libération de la tumeur sur ses faces latéro-supérieures, par section en dedans des ligatures ;

3e temps. — Confection de 2 lambeaux péritonéaux ; décollement de la vessie et du rectum. Les lambeaux seront assez grands pour fermer l'excavation. La dissection est faite avec les doigts, et le décollement sera prolongé en bas jusqu'au niveau des insertions vaginales et même un peu plus bas. Le lambeau *antérieur est plus grand* que le postérieur ;

4e temps. — Hémostase provisoire de la base de la tumeur au fil élastique, celui-ci est placé le plus bas possible;

(1) Heywood-Smith. — Britisch medical.
(2) Chrobach. — Vienne, Centralb. für gyn., 1891.

5ᵉ temps. — Ablation de la tumeur par amputation au-dessus du lien élastique. Elle est faite aussi bas que possible, afin de ne laisser qu'une rondelle insignifiante du col. On aurait ainsi, suivant l'auteur, tous les avantages de l'hystérectomie abdominale totale, sans avoir à faire de manœuvres vaginales.

6ᵉ temps. — Hémostase définitive du pédicule. Elle est faite indirectement par une ligature bilatérale des artères utérines, sans ligature sur le pédicule lui-même. L'artère utérine est liée de chaque côté à l'endroit où elle affleure la voûte vaginale. Le lien élastique est ensuite supprimé.

7ᵉ temps. — Fermeture de la cavité péritonéale et suture des lambeaux. Après avoir cautérisé le canal cervical au thermocautère et fait passer par un aide une mèche de gaze dans le col, à l'aide d'une sonde, les lambeaux péritonéaux sont rapprochés et suturés par sutures séro-séreuses. Leur longueur étant inégale, la ligne de suture *ne correspond pas* à la cavité utérine ouverte et infectée.

III. — Procédé Richelot (1)

1ᵉʳ temps. — Hémostase de l'étage supérieur des ligaments larges à la soie ;

2ᵉ temps. — Libération de la tumeur sur ses faces latérales supérieures par section entre les ligatures ;

3ᵉ temps. — Confection d'*un seul lambeau* péritonéal antérieur. Séparation de la vessie, du rectum. Le péritoine sur la face antérieure est sectionné transversalement d'un ligament large à l'autre à 3 ou 4 travers de doigt au-

(1) Richelot. — In thèse Guilleminot, 1892-1893.

dessus du cul-de-sac vésico-utérin, les limites vésicales étant, si besoin est, indiquées par une sonde. La lèvre inférieure de l'incision péritonéale est disséquée sur une hauteur de 6 à 7 centimètres, mais variant avec l'épaisseur du pédicule qu'il faut recouvrir.

4e temps. — Hémostase provisoire de la base de la tumeur. Un lien élastique est placé puis serré aussi bas que possible.

5e temps. — Ablation de la tumeur, amputation à quelques centimètres au-dessus du lien élastique. On énuclée ensuite, s'il y a lieu, ce qui reste de fibrome dans le pédicule.

6e temps. — Hémostase *définitive et directe* du pédicule. Un nœud de Tait à la soie plate tressée suffit dans les pédicules maigres; une ligature en chaîne de Thornon est réservée aux pédicules massifs, en plaçant par-dessus un fil qui étreint tout le moignon. Le lien élastique est ensuite supprimé.

7e temps. — Fermeture du péritoine. Après avoir régularisé le moignon, puis cautérisé au thermocautère la cavité cervicale, on suture par-dessus le pédicule, le lambeau péritonéal antérieur au bord libre postérieur du moignon par surjet allant d'un ligament large à l'autre. Ainsi se trouve éloignée, du canal cervical septique, la rangée de sutures.

B. — PROCÉDÉS SANS LIGATURE ÉLASTIQUE PROVISOIRE.

1. Procédé de Milton (1) du Caire.

1er temps. — Hémostase de l'étage supérieur des ligaments larges.

(1) MILTON DU CAIRE. — The Lancet 1890, p. 1155.

2e *temps*. — Libération de la tumeur sur les faces latérales et supérieures.

3e *temps*. — Confection de 2 *lambeaux péritonéaux*, décollement de la vessie et du rectum. Une incision en croissant passe à 1/2 pouce au-dessus de la vessie en avant. La lèvre inférieure de l'incision est ensuite disséquée et décollée pour séparer la vessie. Même manœuvre en arrière. Le lambeau antérieur étant *très court* se trouve formé par la face postérieure de la vessie.

L'hémostase provisoire de la base de la tumeur étant supprimée, on fait de suite l'hémostase définitive.

4e *temps*. — Hémostase définitive. Il lie séparément l'artère utéro-ovarienne, puis l'*artère utérine*.

5e *temps*. — Ablation de la tumeur. L'amputation est faite au niveau de l'isthme.

6e *temps*. — Fermeture de la cavité péritonéale. Suture des lambeaux. Après avoir excisé un fragment de muqueuse cervicale, il coud sur un plan profond les parties avivées du canal cervical, puis sur un plan superficiel, les deux lambeaux péritonéaux par un surjet.

On remarquera que dans ce procédé, on fait l'hémostase du pédicule d'une *façon indirecte* par la ligature des artères utérines et non par ligature directe des vaisseaux du pédicule lui-même.

Ce procédé a été suivi par *Graham* (1) qui fit, en outre, le drainage du canal cervical.

Bear (2) le modifia aussi en deux points : Au lieu de deux lambeaux péritonéaux antérieur et postérieur, il fait toute

(1) GRAHAM. — Amer. Jour. of obst., 1892, p. 338.
(2) BEAR. — Amer Jour. of obst., 1892, p. 489.

une *collerette péritonéale*, dépassant de 1 pouce le cul-de-sac vésico-utérin.

En outre, lá section de la tumeur est faite non à l'isthme mais au niveau de l'insertion vaginale du col réduisant le moignon au *minimum de hauteur*. De telle sorte, que vu par l'abdomen, le moignon ne fait aucune saillie, lorsqu'il est recouvert par sa collerette formée par une suture de Lambert.

Léonte de Buckarest (1) fait également deux lambeaux égaux, un postérieur et un antérieur, comprenant quelquefois le tissu utérin lui-même, c'est-à-dire séro-musculaire.

Il n'emploie pas la ligature élastique provisoire, mais fait de suite l'hémostase définitive en traversant le pédicule, avant l'ablation de la tumeur par une forte aiguille mousse et armée d'un gros fil double de soie tordue. Pas de ligature des artères utérines. La section de la tumeur est faite obliquement sur la face antérieure et postérieure, de telle manière qu'après l'avoir enlevée, la surface du moignon offre une forme conique bivalve, antérieure et postérieure et présente au fond le canal utérin. Les lambeaux sont suturés par surjet au catgut.

(1) Leonte. — Revue de chirurgie 1894, n° 6.

CHAPITRE X

Critique des procédés rétropéritonéaux.

Comparant entre eux ces principaux procédés rétropéritonéaux, nous arrivons aux conclusions suivantes :

Relativement au temps spécial de la méthode, c'est-à-dire la *fermeture complète du péritoine*, les différences, minimes il est vrai, portent ou sur la confection des lambeaux séreux, ou sur les sutures de ces lambeaux.

La confection des lambeaux consiste à tailler un seul lambeau antérieur (Richelot), ou deux lambeaux égaux (Goffe, Léonte) ou deux lambeaux inégaux, l'antérieur étant le plus grand (Chrobach), l'antérieur étant le plus court (Milton du Caire), d'où nécessité, dans ce dernier cas, de couvrir le moignon avec la face postérieure de la vessie elle-même. Les lambeaux peuvent être remplacés par une collerette (Bear). Or, tous ces lambeaux n'ont pas la même valeur et ne doivent pas être mis au même plan.

Tout lambeau ou collerette qui correspond à la cavité cervicale par sa ligne de sutures est mauvais, parce que les soies ont plus de chances de s'infecter, sinon immédiatement, au moins quelques jours après l'opération. D'où accidents suppuratifs de très longue durée, ne cessant qu'avec l'élimination des fils. Dans quelques cas même, les soies infectées peuvent devenir une menace de péritonite.

Donc, et par cela même, les lambeaux de Goffe et de

Léonte, la manchette de Chrobach, la collerette de Béar qui, après rapprochement, se trouvent correspondre par leurs sutures aû canal cervical, sont sinon mauvais, tout au moins quelquefois dangereux.

Parmi les lambeaux inégaux, celui de Milton du Caire, qui comprend la face postérieure de la vessie, n'est pas à imiter ; il ne peut en résulter que des accidents aussi bien pour le pédicule que pour la vessie. Seuls, les lambeaux de Chrobach ou le grand lambeau unique de Richelot sont parfaits et à l'abri de tout reproche.

Le lambeau unique de Richelot est très bon, avec cette réserve toutefois que sa suture au bord postérieur du pédicule n'est peut-être pas toujours, dans certains cas, très facile, car le bord postérieur peut être très profondément situé contre le rectum.

C'est alors que l'opérateur manœuvrera avec beaucoup de difficultés son aiguille à pareille profondeur. Il n'est d'ailleurs pas plus aisé à l'aide de porter ses fils au devant de l'aiguille. Il ne faut guère plus de temps pour tailler deux lambeaux comme Chrobach, et la ligne de suture se trouvant notablement reportée en avant, devient ainsi d'une exécution plus aisée.

Les différences portant sur la suture des lambeaux sont les suivantes : Les uns ferment leur péritoine par un surjet (Goffe, Richelot, Léonte); d'autres par sutures séparées séro-séreuses de Lembert (Heywood Smith, Chrobach, Béar). Ces sutures peuvent être faites sur deux plans : l'un, profond, ferme la cavité cervicale (Milton du Caire) ; l'autre, superficiel, réunit les lambeaux.

Ici, comme ailleurs, le surjet est précieux parce qu'il est

rapide; mais on peut par la suite se repentir de l'avoir employé; car s'il s'infecte (et le voisinage de la cavité cervicale est une menace constante d'infection), le fil unique mais très long demandera plusieurs semaines de douleurs et de suppuration avant d'être éliminé. Pareil reproche ne peut s'adresser aux fils séparés qui, s'ils s'infectent, risquent fort de l'être isolément.

Si nous laissons de côté la manœuvre rétropéritonéale elle-même, les procédés rétropéritonéaux offrent encore, suivant leurs auteurs, de grandes différences qui ne les rendent pas tous recommandables au même titre. C'est ainsi que le traitement du pédicule en lui-même est extrêmement différent, suivant la hauteur de l'amputation. Si l'on fait, comme le conseillent quelques-uns, une amputation basse, ou même très basse, comme Chrobach qui ne laisse qu'une rondelle du col, on obtient une *restitutio ad integrum* aussi parfaite que possible. C'est presque une extirpation totale, sans avoir les inconvénients d'une manœuvre vaginale, et les sutures des lambeaux terminées, le péritoine semble passer régulièrement de la face postérieure de la vessie sur le rectum, interrompu seulement par une ligne transversale de sutures. Cette section basse est brillante et réduit au minimum les accidents dus au pédicule, puisque celui-ci est presque entièrement supprimé. Il faut reconnaître que le procédé est tentant; le seul reproche qu'on pourrait lui faire, c'est de ne pas être à la portée de tous, car on opère loin dans la profondeur du petit bassin, et de plus il faut (temps toujours périlleux pour qui n'y est pas accoutumé) lier les artères utérines par l'abdomen. Mais cette double hémostase des artères utérines mérite, à plus d'un point de vue, une grande considération. Elle supprime toute chance d'hémorrhagie du pédicule, avantage de haute valeur. Elle supprime la multiplicité des fils, et par là même tous les inconvénients qui peuvent en résulter.

Une dernière question se pose. Le pédicule ainsi privé de ses sources nutritives, que lui assure dans tout autre procédé la conservation des artères utérines, n'est-il pas menacé de sphacèle ou tout au moins de nécrobiose s'il reste aseptique ? Ou bien, au contraire, le moignon peut-il continuer à vivre d'une vie obscure, empruntant aux départements hémorroïdaux et vésicaux des sources secondes d'alimentation ? C'est ce qu'il faut souhaiter.

En terminant ce parallèle entre les procédés rétropéritonéaux nous signalerons à l'attention, mais non pour le conseiller, un temps spécial de la manœuvre de Goffe : Un seul surjet assure l'hémostase des deux artères utéro-ovariennes. A faire comme Goffe un seul surjet d'un ligament large à l'autre, on ne risque simplement qu'un accident : c'est avec le relâchement du fil unique mais très long, l'hémorrhagie des deux artères utéro-ovariennes. Nous estimons donc que pareille manière d'agir est des moins recommandables et pensons qu'à faire ainsi Goffe doit être bien heureux lorsque l'hémorrhagie foudroyante n'ayant pas eu lieu, il n'a qu'un énorme hématome de l'excavation !

Quoi qu'il en soit, la méthode rétropéritonéale est une très bonne opération, comme le prouvent d'ailleurs les résultats de ses principaux partisans : Chrobach, Richelot et Léonte. Une méthode, qui a procuré entre les mains de Richelot 19 succès sur 20 cas et de Léonte 26 succès sur 26 cas, est certainement une très bonne opération et ces très beaux résultats la mettent au premier rang parmi les procédés à pédicule perdu. Elle seule peut être mise en parallèle avec l'ablation totale. Elle réalise, en effet, sur ses rivales de grands avantages. Si elle n'évite pas complètement toute hémorrhagie, ni toute infection du pédicule, du moins elle préserve très bien la cavité péritonéale contre les accidents les plus immédiatement menaçants. En outre, pour l'avenir, elle évite les adhérences viscérales et intestinales, car la suppression de toute surface cruentée dans l'abdomen, permet à l'intestin de glisser aisément sur le pédicule recouvert de sa séreuse.

La méthode rétropéritonéale peut donc être conseillée.

Critique de la méthode intrapéritonéale.

Comparée à la méthode extrapéritonéale elle offre une grande supériorité. En réunissant du premier coup la plaie abdominale, elle met à l'abri des inconvénients immédiats et tardifs qui dépendaient de cette plaie, nous avons déjà dit : longue suppuration, partant longue guérison — abcès de la paroi — péritonite — éventration — fistule — accidents nerveux — troubles vésicaux.

Mais offre-t-elle la même sécurité au point de vue de l'hémostase et de la septicémie, ces deux principaux dangers ? S'il est prouvé que l'hémostase peut être assurée et que l'asepsie de notre moignon peut être suffisante pour que nous n'ayions pas de complications péritonéales à craindre, nous aurons démontré la supériorité du traitement intrapéritonéal. Certes, au premier abord, en considérant le grand nombre des procédés proposés, pour arriver à un même résultat, on pourrait émettre quelques doutes. On est en droit de se demander si cette grande quantité de moyens n'est pas une preuve de leur insuffisance.

Nous les avons classés en quatre grandes catégories. Nous ne dirons pas que chacune de ces grandes classes marque une étape dans la voie du progrès. Il est évident par exemple que les méthodes de ligatures perdues élastiques ou à la soie sont plutôt un retour en arrière, mais entre les premières que nous décrivons et les dernières, il y a une incontestable supériorité au point de vue de la sécurité, la séreuse se trouvant dans ces procédés rétropéritonéaux complètement à l'abri de l'infection et de l'hémorrhagie.

Nous avons déjà parlé de l'opération de Schrœder et nous savons qu'elle est très difficile à bien conduire. Bien faite, elle est très élégante et réalise à la fois les deux *desiderata*, mais à des degrés différents. Si l'hémostase est assurée la séreuse n'est pas suffisamment à l'abri de l'infection. C'est également le reproche que nous ferons aux procédés de ligature perdue de Olshausen, Zweifel et autres. Au contraire, les procédés rétropéritonéaux de Chrobach, Richelot, etc., mettant complètement le moignon en dehors de la cavité péritonéale, nous permettent d'être aussi sûrement à l'abri de la septicémie que de l'hémorrhagie.

En examinant les statistiques de ces auteurs, nous voyons que ces procédés donnent entre leurs mains de magnifiques résultats, supérieurs même à ceux du traitement extrapéritonéal.

Nous verrons d'ailleurs qu'elle se dispute avec la méthode d'ablation totale, que nous considérons comme appelée à supplanter toutes les autres, la faveur des plus illustres gynécologues actuels.

D'aucuns même, comme Chrobach après avoir été partisans de cette ablation totale, sont revenus à la méthode intrapéritonéale. C'est avouer que cette méthode a une véritable valeur.

CHAITRE XI

MÉTHODE MIXTE.

Une méthode mixte, combinaison plus ou moins heureuse des deux précédentes, naquit pendant le temps qu'on travaillait à les perfectionner.

Freund (1) paraît être le premier chirurgien qui ait décrit une véritable opération mixte.

Appelé à opérer une femme qui présentait une tumeur volumineuse, occasionnant des hémorrhagies abondantes, il se comporta de la façon suivante. Après ouverture du ventre et ligature des ligaments larges avec des fils élastiques, il mit une ligature élastique autour du col. Il coupa la tumeur et cautérisa la surface de section. Il enferma alors le moignon utérin et les moignons des ligaments larges dans un condom de caoutchouc, dont il avait excisé l'extrémité fermée. Il fixa ce condom sur les moignons à l'aide d'une deuxième ligature élastique. Après avoir épongé le péritoine, il amena au dehors l'extrémité libre du condom et plaça en dedans un tube de verre pour le consolider. A travers ce tube, il attira les bouts des fils élastiques et ferma la plaie abdominale, laissant passer le condom dans l'angle inférieur et bourrant d'ouate iodoformée le tube de verre. De cette façon, les sécrétions purent être absorbées et

(1) FREUND. — Centralb. für gyn., 1882, p. 401 et revue de Schwartz.

s'écouler au dehors. Le 12e jour, le tube de verre fut remplacé par un tube de caoutchouc qui fut lui-même enlevé le 17e. Le 56e jour, il enleva tout, tirant sur les moignons pour les détacher. L'opérée guérit.

Ce procédé de Freund devait être bientôt supplanté par d'autres plus pratiques.

Wolfler (1) *et Hacker, de Vienne*, élèves de Billroth décrivirent un procédé spécial, encore employé actuellement.

Voici ce procédé :

On ampute la tumeur et on fait les ligatures suivant le procédé de Schrœder ; mais au lieu de plonger le moignon ainsi formé au fond de la cavité abdominale, on le suspend dans une position intermédiaire entre les parois abdominales. On réalise cette suspension au moyen d'un fil, comprenant dans son anse l'épaisseur des deux lèvres de la plaie abdominale et la surface supérieure du moignon. En attirant les extrémités du fil que l'on fixe sur des petits tampons de gaze, on amène le sommet du pédicule entre les lèvres de la plaie. On réunit la plaie abdominale par des sutures faites sur toute sa longueur, sauf au niveau du pédicule. De plus, on suture le péritoine pariétal, au pourtour du péritoine du moignon et on place une mèche de gaze iodoformée et un drain dans la plaie béante.

Par ce procédé le moignon est intrapéritonéal mais juxtapariétal. La partie qui contient les sutures et qui est susceptible de saigner ou de suppurer reste en dehors de la grande cavité péritonéale. On n'a donc ni infection, ni hémorrha-

(2) Wolfler. — Wien. med. Woch, n° 25, 1885.

gie à redouter. Des opérateurs qui, comme Fristch, comptaient de nombreuses morts par l'emploi des procédés intrapéritonéaux (procédé de Schrœder et de Olshausen) eurent de beaux résultats en employant le procédé de Wolfler Hacker. Malgré cela nous ne voyons pas bien l'utilité immédiate de ce procédé. Il a presque autant d'inconvénients que la méthode extrapéritonéale. S'il n'y a pas d'élimination du moignon, il peut y avoir une rétraction de la paroi, une fistule, des abcès de cette paroi, une éventration, etc.

Procédé de Saenger

Presque en même temps Saenger (1) décrivait un procédé analogue, sous le nom de séquestration intrapéritonéale du pédicule.

Saenger traite son pédicule suivant la méthode de Schrœder, comme dans le procédé de Wolfler Hacker, et le fixe comme lui sous la plaie abdominale mais en suturant le péritoine pariétal le long de la face postérieure du moignon. De cette façon, le pédicule se trouve compris dans une loge séparée du reste de la cavité péritonéale. On draine cette loge.

Lorsque le pédicule est trop court pour pouvoir faire un moignon à la Schrœder, il place sur le col un lien élastique, puis, très loin de cette ligature dispose des broches suivant le procédé de Hégar. « Il suture ensuite le péritoine « à la partie supérieure du pédicule, même au devant du « lien élastique, de façon à le séquestrer hors du péritoine

(1) SAENGER. — Centralb. für gyn. 1886, n° 44.

« et à constituer une barrière au-dessus de lui ; on tâche de « faire de la sorte une ligature extrapéritonéale quoique « intra-abdominale (Pozzi). »

Nous ne voyons pas plus l'avantage du procédé de Saenger que de celui de Wolfler Hacker. Aujourd'hui où l'on ne craint plus la septicémie ou l'hémorrhagie, on doit pencher vers une méthode purement extra ou intrapéritonéale, à moins que l'on ne préfère comme nous l'ablation totale.

DEUXIÈME PARTIE

ABLATION TOTALE

CHAPITRE XII

HYSTÉRECTOMIE ABDOMINALE TOTALE

Historique

C'est en 1843 que deux chirurgiens de Manchester, *Ch. Clay* et *Heath*, pratiquèrent pour la première fois, l'un en août, l'autre en novembre, l'ablation complète de l'utérus. Tous deux se trouvèrent en face de méprise et enlevèrent la matrice par nécessité. Les malades succombèrent. Celle de Clay mourut de péritonite le 14e jour « à la suite d'une « maladresse de sa garde, qui la laissa tomber par terre en « la changeant de lit » Dix ans plus tard, *Burnham* (1) fut plus heureux. En 1843, croyant avoir affaire à un kyste de l'ovaire, il trouva, en effet, deux ovaires kystiques, mais, en outre, plusieurs fibromes, l'un implanté sur le fond, les autres dans l'épaisseur même des parois de l'utérus. Après ligature des artères utérines, l'utérus fut séparé « jusqu'au- « dessous du point où le col s'unit avec le vagin, puis « enlevé. » La malade guérit, non sans avoir inspiré de grandes craintes à l'opérateur.

Il faut attendre l'année 1867 pour trouver relaté le premier cas d'hystérectomie abdominale totale faite de propos délibéré. Elle appartient à *Péan*, mais comme le dit en sa thèse le Dr Le Moniet (2) : « Il y a, entre les observations

(1) Burnham. — Nelson, american Lancet, 1864 et Lyman's Boston 1856.

(2) Le Moniet. — Thèse. Paris 1893. — Hystérectomie abdominale totale et hystérectomie abdomino-vaginale pour fibromes de l'utérus.

« de Burnham, de *Péan* et la méthode actuelle, une différence « semblable à celle que l'on trouve entre les premières « laparotomies pour fibromes, dues à des erreurs de dia- « gnostic et les laparotomies que l'on fait actuellement. » Clay, Heath, Burnham, Péan n'eurent pas d'imitateurs, l'hystérectomie abdominale totale resta lettre morte.

Freund la fit renaître, mais il ne l'appliqua qu'au cancer. En 1878, il pratiqua l'ablation d'un utérus néoplasique, réalisant ainsi l'opération conçue et proposée antérieurement par Delpech. En effet, *Delpech*, dès 1830, conseilla de combiner la laparotomie à l'amputation vaginale et il fit lui-même de sa conceptio. une triste application en extirpant un cancer de l'utéru en 1839. Les tentatives de Freund furent malheureuses, et malgré les essais de *Rydigier*, de *Schrœder*, de *Mac Cormac*, etc., la méthode de Freund tomba dans le discrédit le plus complet. Il fut bien mérité, car si l'on en croit les relevés de Hégar et Kaltenbach, sur 119 cas, 85 furent suivis de mort, soit l'énorme proportion de 72 %.

L'histoire de l'hystérectomie abdominale totale commence en 1881, avec *Bardenheuer*, et pour suivre facilement les destinées de cette opération toute nouvelle, il nous semble commode de grouper en trois phases ses principaux faits saillants.

I *première période* s'étend de 1881 à 1888. C'est la période d'incertitude. La *deuxième* va de 1888 à 1893. La méthode prend tout d'un coup un extrême développement, mais à l'étranger seulement, et surtout en Amérique. La *troisième période* ou actuelle est caractérisée par la réapparition de l'hystérectomie abdominale totale en France.

Deux noms illustrent la première période. Ce sont ceux de *Bardenheuer* et de *A. Martin*, de Berlin, qui, l'un en 1881, l'autre en 1888, imprimèrent à la chirurgie abdominale une direction nouvelle, et leurs opérations marquent une date importante dans l'histoire du traitement des fibromes. D'après *Otto Thelen* (1), c'est bien Bardenheuer (2), qui, le premier, pratiqua, et de propos délibéré, l'hystérectomie abdominale totale pour fibromes. Ce chirurgien la recommande même dans les cas où il est possible de laisser un pédicule assez long à l'extérieur, car, en agissant ainsi, on évitera, presque à coup sûr, les nombreux accidents septiques ou gangreneux dus au pédicule. D'ailleurs, l'auteur n'eut qu'à se louer de sa méthode, qui, dès le début, lui donna 6 succès sur 7 cas. *Léopold* (3) extirpa aussi des utérus en entier et réussit quatorze fois sur dix-sept. Aussi *Fritsch* se déclara-t-il partisan de l'ablation abdominale totale de l'utérus. Entre temps *Péan* en 1886 et 1887, et *Lister* firent des hystérectomies totales, mais par voie abdominale et vaginale combinées.

Enfin, en 1888, l'hystérectomie abdominale et vaginale totale compta un nouveau et célèbre défenseur, A. Martin de Berlin. A ce propos, il n'est pas sans intérêt de rappeler quelle fut, pendant ces derniers temps, la conduite de ce gynécologue. Depuis 1878, il préconisait l'énucléation des myomes interstitiels et en 1883 (4), instruit des premiers succès de Bardenheuer, il préférait et conseillait encore la

(1) Otto Thelen. — Central, blatt. für gyn., 1891, p. 248.

(2) Bardenheuer. — Rainirung der Peritonealholile, traduit d. Journal de méd., de chirurgie et pharmacie, de Bruxelles 1882.

(3) Ramon. — Thèse, Paris, 1893, p. 10.

(4) A. Martin. — Zeitsch. fur geb. und gyn. 1883.

castration dans les cas où l'ablation totale semblait possible. C'est en 1888 qu'il changea sa manière de faire et pratiqua des extirpations totales suivant un procédé abdomino-vaginal (1). A plusieurs reprises, il modifia et perfectionna sa méthode (2), pour arriver par transition insensible à l'hystérectomie abdominale pure. C'est de cette dernière façon qu'à Bruxelles, en 1892, il opéra devant les membres du Congrès. Les ligaments larges furent liés par étages à la manière de Freund, le col fut évidé, et le faisceau de fils, dont le nombre n'était pas moins de 25 à 30, fut habilement passé par le vagin ; le péritoine et la plaie abdominale furent refermés. A. Martin pratiqua d'abord l'hystérectomie abdominale pure avec drainage ; aujourd'hui, et dans sa dernière communication au Congrès de Rome, l'auteur fait l'hystérectomie abdominale totale sans drainage. D'ailleurs, Martin n'a qu'à se louer de ces modifications, car il a vu sa mortalité baisser successivement de 30 o/o à 9,25 o/o, puis à 3,84 o/o.

L'opération que pratiquait Péan, à Paris, et surtout Martin, à Berlin (et ce dernier par un procédé différent de celui de Péan), eut à l'étranger un énorme rétentissement, et les succès que Martin obtint dès 1888 firent décidément entrer l'hystérectomie abdominale totale dans une phase nouvelle. C'est la *deuxième période* ou période de vulgarisation.

C'est en Amérique que l'hystérectomie totale fut accueillie avec la plus grande faveur et tel est le nombre des tra-

(1) A. Martin. — Congrès des naturalistes et médecins allemands à Heidelberg, et Central, blatt. für gyn. 1889.

(2) A. Martin. — Ueber myomoperationen. Zeitsch, für geb. und gyn. 1890. Bd. XXI, p. 1 à 60.

vaux et publications relatifs à ce sujet, que beaucoup de gynécologistes d'Outre-Manche, la considèrent comme une opération leur appartenant en propre. Selon *H.-L. Boldt* (1), la méthode naquit grâce à *Dixon Jones* (2). C'est en 1888, que Mary-Dixon Jones de Brooklyn extirpa par voie sus-pubienne totale un fibrome de trente livres. Ce fait fit grand bruit, et dès la même année, un chirurgien estimable de New-York, *L.-A. Stimpson* (3) décrivit un procédé nouveau d'ablation totale, différent de celui de Dixon Jones.

Dès lors, de nombreuses méthodes paraissent de tous côtés accompagnées de publications, compte rendus et statistiques. En 1889, *Crofford* (4), en 1892, *Polk* (5), *Krug* (6), *Gordon* (7), *Price* (8) et *D. J. Eastmann* d'Indianapolis (communication faite en 1893 à Boldt sur 70 cas de 1888 à 1892), *Boldt* (9), *Edebohls* (10), *Lanphear* (11), *Rufus Hall* (12), *Baldy* (13), sont ceux, qui pour ne citer que les

(1) H. L. Boldt. — The oper. treat. for myofibromes of the uterus The American J. of obst. juin 1893, p. 833-854.

(2) Dixon Jones. — New-York, méd., Journal, 1, 7, 1888.

(3) L. A. Stimpson. — Med. News, 24 juillet, 1889.

(4) Crofford. — Amer. Journ. of obst., mai 1889.

(5) Polk. — Extirp of the entr. utérus, by the supra pubic méthode Amer. Journ. of obst., 1892. t. XXVI, p. 726-742.

(6) Krug. — Amer. Journ. of obst., juin 1892.

(7) Gordon. — Trans of the amer. med. assoc., 7, 8, 9, 10 janvier 1892.

(8) Price. — Abdominal hysterectomy. Am. Jour. of odst.; nov. 1892.

(9) Boldt. — The opert. treat. for myofibrom. of the uterus. Amer. Journ. of obs., Juin 1893.

(10) Edebohls. — The teknique of total extirp. of the fibromatous utérus. Amer. Jour. of obst. novembre 1893.

(11) Lanphear. — Med. record : 1er Juillet 1893, traduit in Ann. gyn. et obst. septembre 1893.

(12) Rufus Hall. — Total extirp. of the fibroid uterus. Cincinnati Lancet, 6 Mai, Juin 1893.

(13) Baldy. — Indications et technique de l'hystérectomie. Am. Journ. of obst, novembre 1893.

principaux, ont le plus contribué par leurs travaux à propager l'hystérectomie abdominale totale; à ce point qu'en Amérique, elle constitue pour tous les gynécologues, l'opération de choix. En réalité, bien des procédés sont identiques et seuls ceux de Polk, Price, Boldt, Edebohls Lanphear, méritent une étude spéciale.

En Allemagne et en Autriche, même succès. Au Congrès international de médecine qui eut lieu à Berlin en 1890, *Fristch*, de Breslau, proclame que l'avenir n'est ni à la méthode intra, ni à la méthode extrapéritonéale, mais à l'extirpation totale de l'utérus, Martin le prouva et fut suivi dans la voie de l'hystérectomie abdominale par *Chrobach* (1), *Trendelenbourg*, *Veit* et *Landau*. Il est à remarquer que *Chrobach*, à l'inverse de beaucoup d'autres, après avoir fait d'abord des extirpations complètes, est maintenant revenu aux ablations partielles (2).

Au contraire *Landau*, après avoir été longtemps partisan convaincu du pédicule intrapéritonéal, pratique maintenant l'extirpation totale en deux temps, suivant la méthode de Péan, par voie abdominale puis vaginale (3).

En Angleterre, l'ablation suspubienne totale compte parmi ses défenseurs *Laurie* (5). En Suède, le plus ardent prosélyte est *Lennander d'Upsal* (6), dont le procédé mérite mention.

(1) Chrobach. — Central. blatt. für gyn. 1891, n° 9, p. 109-175.

(2) Chrobach. — Central. blatt. für gyn. 1891, n° 35, p. 713-715.

(3) Landau — Compte rendus du Congrès de Rome, 1894, revue de chirurgie.

(5) Laurie. — Extirpation totale de l'utérus, Britich, méd. Journal, 22 Janvier 1894.

(6) Lennander. — Central. blatt. für gyn. 1892, n° 12 et 1893 n° 36

En Belgique, *Jacobs*(1) et *Rouffart* (2). *Jacobs* depuis longtemps est partisan résolu de l'hystérectomie totale. En Italie, à part *Carle* (3) de Turin qui la fit 20 fois avec 20 succès, elle n'a pas une très grande vogue; cependant quelques chirurgiens la pratiquent quelquefois. Ainsi *Calderini* (4) fit 4 hystérectomies abdominales totales et 1 hystérectomie vagino-abdominale (5).

En Suisse, *Reverdin* (6) de Genève apprécie favorablement l'hystérectomie abdominale totale, mais il en reconnaît les difficultés et c'est pour la faciliter qu'il propose au Congrès de Chirurgie de 1893, son appareil à traction auquel il devait à cette époque deux succès.

Après une aussi bonne fortune à l'étranger, et en Amérique surtout, l'hystérectomie abdominale, jusqu'alors peu ou pas pratiquée en France, tend à pénétrer dans notre pays et cette bienvenue caractérise notre troisième période. Sans être universellement considérée comme la méthode de choix, il est juste de dire que pour quelques gynécologues français, elle est peut-être la méthode d'avenir. Nous citerons parmi ceux qui l'ont pratiquée : *M. Bouilly* (7). Chez une malade atteinte de cancer du col et d'un fibrome du corps, il enleva complètement, en 1891, l'utérus en deux temps par l'abdomen et le vagin. A ce sujet, ce chirurgien dit que c'est là une opération de nécessité; toutefois, ajoute-t-il, son appli-

(1) Société obst. gyn. de Bruxelles, 30 Avril 1893.
(2) Rouffart. — La clinique, 10 Août 1893.
(3) Carle de Turin. — Comptes rendus, Congrès de Rome, 1894.
(4) Calderini. — Id.
(5) Chiacléoni. — Id.
(6) Reverdin. — Congrès français de Chirurgie 1893.
(7) Bouilly. — Congrès français de Chirurgie 1893.

cation pourrait être généralisée. La même année, *M. Gouilloud* (1), puis *M. Guermonprez* de Lille, prônent l'hystérectomie abdomino-vaginale, dans les cas de gros fibromes, ils donnent même une technique opératoire. D'autres opérateurs, et à de rares intervalles, crurent bon d'extirper en entier un fibrome par voie suspubienne seule ou combinée à la voie vaginale. Ainsi au Congrès de chirurgie 1893, nous lisons dans la statistique de *M. Régnier*, (2) 1 cas d'hystérectomie abdominale, suivie d'ablation du moignon par le vagin. L'auteur, d'ailleurs, n'eut pas à se féliciter du procédé. Au même Congrès, *M. J. Hue* (3), de Rouen, communique 3 cas pratiqués par la double voie, dont le premier remonte à 1891, *Schwartz* (4), en 1892, fit une hystérectomie abdomino-vaginale avec succès et *Routier* (5), sur 6 opérations où il suit le même procédé eut 3 morts.

Nous pourrions encore citer *M. Le Bec* (7 cas), *Lannelongue*, de Bordeaux (1 cas), *Fochier*, de Lyon (1 cas), *Pichevin* (1 cas), *Delagenière* (5 cas), *Terrillon* (2 cas), *Pozzi* (4 cas) etc, etc.

Mais il faut bien reconnaître qu'aucun, parmi ces opérateurs, ne fait de l'hystérectomie abdominale ou abdomino-vaginale, le procédé de choix. Il faut cependant en excepter *MM. Gouilloud* et *Guermonprez* qui se sont déclarés formellement partisans de l'ablation totale et présentèrent chacun un nouveau procédé. Or, on a fait justice, avant nous, de cette prétention et ni l'un ni l'autre ne peuvent ré-

(1) Gouilloud. — Lyon médical 1891.
(2) Régnier. — Congrès français de Chirurgie.
(3) Hue. — Congrès de Chirurgie 1893.
(4) Schwartz, — Congrès français de Chirurgie.
(5) Routier. — Id.

clamer la priorité d'une méthode nouvelle. M. Gouilloud, dans son article du 19 juillet 1891 *du Lyon médical*, indique sa méthode d'ablation abdomino-vaginale, qui n'est autre que celle de Péan, et comme dit le *Dr. Ramon* (1) « il aurait « pu aisément se convaincre que la méthode était depuis « quelque temps appliquée par le chirurgien de St-Louis ». Quant à Guermonprez qui présenta à l'Académie « son procédé probablement nouveau » d'hystérectomie abdominale totale par la laparotomie, il n'est pas plus heureux. *M. Doyen* (2) a fait remarquer que le prétendu procédé n'est autre que celui de Freund, aussi *Doyen* conclut : « Nous espérons « que Guermonprez ne cherchera plus après ce nouveau « cas (4 cas avec 3 morts) à prétendre que sa méthode est « autre que celle de Freund, puisqu'il a opéré comme « Freund un cancer et que ses résultats déplorables d'in- « succès suffiront pour faire apprécier sa méthode ».

Nous avons, et à dessein, passé jusqu'ici sous silence, deux chirurgiens français, défenseurs décidés de l'ablation totale, afin de bien mettre leur conduite en lumière.

Malgré l'indifférence ou le dédain, peut-être même la crainte, avec laquelle on reçoit chez nous l'extirpation totale, MM. *Péan* et *Doyen* préconisent formellement la cure radicale et depuis quelques années ont mis leur croyance à exécution. Il y a bien longtemps que M. *Péan* supprime tout pédicule. Nous avons, ailleurs, cité sa première malade opérée par ablation totale, le 4 septembre 1867, et présentée l'année suivante à l'Académie de médecine (3).

(1) Ramon. — Thèse de Paris, 1892.
(2) Doyen. — Archives provinciales de Chirurgie, nº 1er, Déc. 1892.
(3) V. l'observation de l'Union médicale, décembre 1869.

Depuis, M. *Péan* a pratiqué plusieurs ablations par voie abdominale pure qu'il nous a fait connaître dès 1873 (1). Mais actuellement il a modifié sa manière de faire en procédant en deux temps par voie abdomino-vaginale. Cette nouvelle méthode, telle qu'il la communique à l'Académie de médecine (2) et dans la thèse du Dr *Ramon* (3) lui est absolument personnelle. Ainsi, M. *Péan* a suivi une conduite absolument opposée à celle de Martin, allant à l'inverse de celui-ci, de l'hystérectomie abdominale totale à l'hystérectomie abdomino-vaginale. Il n'en est pas moins vrai, et il faut bien le reconnaître que le chirurgien de St-Louis, fut le seul en France qui depuis 25 ans extirpa entièrement les utérus fibromateux et cela dans le but bien déterminé d'éviter les accidents dus au pédicule.

En 1892, M. *Doyen* de Reims a fait connaître à plusieurs reprises (4) les résultats qu'un procédé personnel d'extirpation totale (seul traitement admis par l'auteur et appliqué par lui depuis quelques mois) lui avait permis d'obtenir. A plus d'un titre ce procédé vaut qu'on le signale. Les succès, que l'auteur annonce dès sa première série, méritent d'être rapprochés de ceux de Péan.

Enfin, nous citerons aussi, parmi les défenseurs de la cure radicale, M. *Chaput* (5). S'il est vrai que la manœuvre qu'il emploie, inverse de celle de Péan, c'est-à-dire vagino-

(1) Académie de médecine, 7 Juin 1892.

(2) Péan et Urdy. — De l'ablation totale ou partielle de l'utérus par la laparotomie 1873.

(3) Ramon. — Thèse citée.

(4) Doyen. — Archives provinciales 1er décembre 1892 et Congrès de Paris 1893.

(5) Chaput. — Société gynécologique 1893.

abdominale, est surtout précieuse pour les tumeurs de moyen volume (celles qui d'après Segond sont encore justiciables de l'hystérectomie vaginale, mais qu'il est imprudent, selon Doyen, de faire passer par le vagin), cette methode n'a pas moins été utile pour de gros fibromes que nous avons vu enlever l'an dernier par l'auteur lui-même. — Tel est le chemin parcouru et par ce qu'on vient de lire, nous croyons exprimer assez exactement l'état d'esprit des chirurgiens actuels. Toutefois, le dernier mot n'est pas encore dit et nous savons qu'à cette heure, plusieurs gynécologistes se convertissent à la suppression totale du pédicule; faute de temps, ces derniers n'ont pas encore fait connaître leurs résultats.

CHAPITRE XIII

Manuel opératoire

Il est bien vrai que l'opération conçue par Freund n'a été appliquée par cet auteur que dans le cancer, et qu'ainsi sa place est marquée dans l'histoire du cancer et non dans celle des fibromes. Mais ce qu'on ne peut contester, c'est qu'un certain nombre de procédés ou procédoncules d'ablation totale des fibromes, par voie suspubienne simple ou combinée, ne sont que des modifications du type primitif de *Freund*. Aussi, il nous semble utile, afin de faciliter la comparaison, de réserver une place à l'opération de Freund, au cours de cette description. Certes, les conditions opératoires sont bien différentes, suivant qu'on enlève par le ventre un gros fibrome susombilical avec tout l'utérus, ou qu'on extirpe, seulement par la même voie, un simple utérus de maigre volume, tel qu'un utérus cancéreux ; et au premier abord, deux opérations aussi dissemblables ne sauraient supporter la comparaison. Cette considération est surtout exacte chez nous, où il est convenu de n'enlever par l'abdomen que les gros fibromes sus-ombilicaux, les autres étant justiciables de l'hystérectomie vaginale. Mais si, à l'exemple des chirurgiens d'Amérique et d'un grand nombre d'étrangers, peu familiarisés avec l'hystérectomie vaginale et le morcellement, ou même à l'exemple de quelques chirurgiens français (Guermonprez), on étend le domaine de l'hystérectomie abdominale totale aux fibromes de très petit volume, on se trouvera dans ces derniers cas dans des conditions identiques, au point de vue des difficultés opératoires, que l'utérus soit fibromateux ou cancéreux. Donc, on ne s'étonnera pas de voir l'opération de Freund rapportée ici.

Ceci dit, nous abordons la description des procédés.

§. I SOINS PRÉLIMINAIRES

Nulle part, autant que pour l'hystérectomie abdominale totale, on n'a multiplié les soins préliminaires, et la préoccupation d'aseptiser le vagin est constante chez tous les opérateurs. C'est qu'en effet, dans tous ces procédés, le vagin est ouvert; instruments ou doigts de l'opérateur, après avoir été en contact avec le canal vaginal, risquent d'infecter la grande séreuse. Le but même de l'ablation totale du pédicule est de supprimer, par l'extirpation de ce dernier, une double source d'hémorrhagie et principalement d'infection. Puisque la cavité utérine ne peut être aseptisée suffisamment, au moins, peut-on espérer réaliser dans le vagin l'asepsie nécessaire. Il est curieux de lire avec quels soins, dès ses premières opérations de l'année 1881, Bardenheuer recommande la désinfection énergique du vagin. La veille de l'opération, la vulve sera rasée, lavée, brossée, savonnée. Le vagin sera lui aussi lavé, brossé, savonné, puis désinfecté deux fois par jour avec de l'eau phéniquée à 2 p. °/₀ (*Bardenheuer*) ou au sublimé (*Chrobach*). Enfin, il sera bourré d'iodoforme et frictionné avec de la poudre iodoformée (*Lanphear*), puis tamponné avec une mèche de gaze iodoformée, etc., etc.

(*Chrobach, Edebolhs*). Suivant d'autres, il faut en outre cureter la cavité utérine et le curettage sera suivi de lavages utérins au sublimé à 1 p. 2,000 (*Edebolhs*), et de tamponnement de la cavité utérine avec de la gaze iodoformée à 1 p. % (*Edebolhs*). Les uns pratiquent ce curettage au moment même de l'opération (*Martin*), les autres huit jours avant (*Segond*). Enfin, ces manœuvres sont répétées une dernière fois au début de l'opération. Nous passons sur les soins destinés à prévenir le schock, qui ont été, de la part de certains opérateurs, une préoccupation toute spéciale. Bardenheuer faisait entourer les membres de la malade d'appareils en caoutchouc, remplis d'eau à 36°, etc.

Nous ne parlons pas non plus de l'antisepsie du tube intestinal (naphtol) ; ce sont là, soins minutieux qu'on est habitué à prendre toujours maintenant pour toute intervention abdominale.

Nous arrivons au manuel opératoire proprement dit.

§. II DESCRIPTION DES PROCÉDÉS

Il est assez difficile d'exposer en un unique chapitre les différents procédés de cure radicale des fibromes par l'abdomen ; car beaucoup d'entre eux diffèrent en tous points. Parfois l'attention de l'opérateur ne se porte que sur un temps spécial de l'ablation. Toutefois, en prenant soin de décrire tous les procédés, temps par temps, nous espérons faire d'utiles rapprochements.

Ce mode d'étude, bien que fastidieux, gagnera certainement en clarté. Nous adoptons une classification commode suivant laquelle nous groupons en trois classes les méthodes d'hystérectomie abdominale totale.

Ce sont :

A : *Les méthodes d'extirpation totale par voie vagino-abdominale ;*

B : *Les méthodes d'extirpation totale par voie abdomino-vaginale ;*

C : *Les méthodes d'extirpation abdominale totale.*

Nous ajoutons que cette classification ne doit pas être prise au pied de la lettre, car dans toutes les méthodes, même dans l'abdominale pure, on est obligé d'intervenir par le vagin. Mais tandis que, dans l'abdominale pure, les manœuvres vaginales sont accessoires à ce point que l'opérateur, placé à la droite de la malade, n'a souvent pas à se déplacer ; au contraire, dans les méthodes mixtes, on pratique deux opérations absolument distinctes, l'une par le vagin, l'autre par l'abdomen et le dispositif doit être changé aussi bien pour le chirurgien que pour la malade.

CHAPITRE XIV

A. Méthode d'hystérectomie vagino-abdominale

Dans les opérations de ce premier groupe, l'intervention vaginale est la première et elle consiste en allant des procédés simples aux plus complexes en :

1° Désinsertion simple du vagin (incision circulaire de l'insertion vaginale sur le col);

2° Désinsertion avec hémostase de l'étage inférieur des ligaments larges;

3° Désinsertion avec hémostase de l'étage inférieur, puis de l'étage supérieur, c'est-à-dire de la totalité du ligament large.

Comme pour l'hystérectomie vaginale, l'hémostase est faite, soit avec des ligatures ou mieux avec des pinces à ligaments larges.

On pratique donc une véritable hystérectomie vaginale incomplète.

I. — Procédé de Bardenheuer

α *Manœuvre vaginale.*

1er *Temps* : *Incision de l'insertion vaginale* suivant une ligne circulaire. Cette ligne est distante de l'orifice externe du col, en avant de 1 centimètre et de 2 centim. en arrière. Le vagin sera ensuite lavé puis rempli par une éponge.

β *Manœuvre abdominale.*

Après laparotomie ordinaire, avec cette simple particularité que l'incision sera longue, dépassera en bas la symphyse de 1 à 1 centimètre et demi et que le péritoine pariétal sera suturé à la paroi abdominale, on procédera à l'éxécution des temps suivants.

1er *Temps. Hémostase de l'étage supérieur des deux ligaments larges.*— Pour ce faire, la tumeur sera attirée au dehórs, les ligaments larges partagés en deux ou trois faisceaux superposés seront liés au catgut, et le plus bas possible.

2e *Temps. — Dissection du péritoine, décollement de la vessie et du rectum, libération de la tumeur sur ses faces antérieure et postérieure.* — Le péritoine est incisé sur la face antérieure puis sur la face postérieure de la tumeur, selon une ligne courbe à concavité supérieure dont les deux extrémités partent à droite et à gauche du sommet des ligaments larges en dedans des ligatures, et dont la partie moyenne ou sommet de la courbe descend au niveau du cul-de-sac vésico-utérin en avant, au niveau du cul-de-sac recto-utérin en arrière. La lèvre inférieure de l'incision péritonéale antérieure sera décollée ainsi que le tissu cellulaire sous péritonéal en s'aidant de la pince, des ciseaux mousses, ou plus simplement avec le doigt, en rasant la tumeur de haut en bas. Le décollement sera poursuivi jusqu'à la rencontre de l'incision vaginale; même manœuvre en arrière. Ainsi se trouveront décollés de la tumeur la vessie en avant, le rectum en arrière. Après l'exécution de ce temps, la tumeur est libérée sur ses faces antérieure et postérieure, mais non sur les côtés.

3e *Temps. — Isolement de la tumeur sur ses faces latérales supérieures.* — Les ligaments larges sont sectionnés en dedans des ligatures et seulement sur la hauteur de ces ligatures. Donc ce temps exécuté, la tumeur ne reste plus adhérente que par deux pédicules latéro-inférieurs, c'est-à-dire dans la zone des artères utérines.

4e. *Temps. — Isolement de la tumeur sur ses faces latérales et inférieures. Hémostase des ligaments larges dans leur étage inférieur. Ablation de la tumeur* : Après avoir lié en une ou plusieurs fois le petit pont de substance qui maintient encore la tumeur adhérente au vagin sur ses parties inférieures et externes, section en dedans de ces ligatures. Dès lors, la tumeur est enlevée en une seule pièce, il ne reste plus qu'à exécuter les temps accessoires.

γ *Manœuvre accessoire.*

1er *Temps. — Sutures.* — La circonférence de l'ouverture péritonéale est suturée à la tranche vaginale correspondante. En outre, un filet de catgut de la largeur d'une pièce de 5 fr. est fixé par un surjet sur tout le pourtour du détroit supérieur.

2e *Temps. — Drainage.* — Bardenheuer y attache une grande importance : Un drain en T est introduit par le vagin jusqu'à la partie la plus élevée de l'excavation. Plusieurs autres drains sont étagés dans le petit bassin.

En résumé, ce procédé est absolument identique à celui de *Freund* avec la modification apportée à ce dernier par *Rydigier*. Il a été principalement mis en application par *Eastman* d'Indianapolis. En Amérique, il est connu sous le nom de procédé d'*Eastman*.

II. — Procédé de Boldt.

α : *Manœuvre vaginale.*

1er *Temps. — Incision de l'insertion vaginale.*

2e *Temps. — Hémostase de l'étage inférieur des ligaments larges, zone des artères utérines.*

3e *Temps. — Libération de la tumeur sur ses faces antérieure et postérieure, décollement de la vessie et du rectum.* Le vagin est ensuite tamponné avec de la gaze iodoformée et une mèche remontant par le cul-de-sac de Douglas perforé jusque dans l'abdomen. A la suite de cette manœuvre vaginale, la tumeur se trouve libérée dans toute sa zone inférieure.

β — *Manœuvre abdominale.*

1er *Temps. — Hémostase de l'étage supérieur, des ligaments larges,* faite comme dans le procédé de Bardenheuer.

2e *Temps. — Dissection du péritoine, décollement de la vessie et du rectum, libération de la tumeur sur ses faces antérieure et postérieure.* — Le péritoine à un travers de doigt au-dessus du cul-de-sac vésico-utérin. Ce temps a été déjà en partie exécuté mais incomplètement par le vagin. Pour éviter la blessure de la vessie, celle-ci est distendue par une injection boriquée.

3e *Temps. — Libération de la tumeur sur ses faces latérales et supérieures.* On sectionne le reste du ligament large au ras de la tumeur en dedans des ligatures.

4e *Temps. — Libération de la tumeur sur ses faces latérales et inférieures* (ce temps a été exécuté en partie par le vagin). La tumeur est donc enlevée en une seule pièce par l'abdomen.

γ *Manœuvre accessoire.*

1er *Temps.* — *Sutures.* Elles sont faites en deux temps. 1° *sutures vaginales*, fermeture de la circonférence du vagin. 2° *sutures péritonéales.* La circonférence péritonéale est fermée par un surjet au catgut. Donc fermeture complète de la cavité péritonéale.

2e *Temps.* — *Drainage.* — Il est supprimé sauf dans quelques cas spéciaux d'infection ; alors il est fait à la gaze iodoformée.

IIIe Procédé de Rouffart.

α *Manœuvre vaginale*

1er *Temps* — *Incision du vagin* (rien de particulier).

2e *Temps.* — *Hémostase de l'étage inférieur des ligaments larges et même de l'étage supérieur* si possible. La particularité du procédé consiste dans l'emploi de pinces à ligaments larges laissées à demeure.

3e *Temps.* — *Libération du segment inférieur de la tumeur.* En avant, par décollement du rectum, latéralement par section en dedans des pinces. Le vagin est ensuite tamponné.

β. — *Manœuvre abdominale.*

1er *Temps.* — *Hémostase de l'étage supérieur des ligaments larges*, si cet étage supérieur n'a pu être pris par les longues pinces vaginales.

2e *Temps.* — *Dissection du péritoine en avant et en arrière*, *séparation de la vessie et du rectum par décollement,* Ce temps a été déjà en grande partie exécuté par le vagin.

3e Temps. — Libération de la tumeur sur ses faces latérales et supérieures par section en dedans des pinces.

4e Temps.— Libération de la tumeur sur ses faces latérales et inférieures en prolongeant par en bas la section du temps précédent. En réalité, les temps 3 et 4 se confondent. Après le temps 4 la tumeur tombe en bloc par l'abdomen.

γ. — *Manœuvre accessoire.*

Le *1er Temps* n'existe pas. Pas de sutures.

2e *Temps. — Drainage* facultatif.

IV. Procédé Jacobs.

α. — *Manœuvre vaginale.*

1er Temps. — Incision du vagin : elle est faite au thermocautère.

2e *Temps. — Hémostase de l'étage inférieur* avec pinces laissées à demeure.

3e Temps. — Libération de la tumeur dans sa zone inférieure en avant et en arrière par décollement et par section latérale en dedans des pinces vaginales.

β. — *Manœuvre abdominale.*

1er Temps. — Hémostase de l'étage supérieur ; elle est faite provisoirement avec de longues pinces hémostatiques jusqu'à la rencontre des pinces vaginales. C'est seulement après l'exérèse de la tumeur, lorsque le champ opératoire est devenu libre, que les deux pinces abdominales sont remplacées, pour l'hémostase définitive, par deux pinces vaginales longues introduites par le vagin.

2e Temps.
3e Temps. } sont identiques à ceux du procédé de Rouffart.
4e Temps.

ϒ. — *Manœuvre accessoire.*

1er Temps. — Sutures
2e Temps. — Drainage } sont supprimés.

V. Procédé de Chaput.

α. — *Manœuvre vaginale.*

1er Temps. — Incision circulaire du vagin.

2e Temps. — Hémostase de l'étage inférieur des ligaments larges, par pinces hémostatiques laissées à demeure.

3e Temps, — Libération de la zone inférieure de la tumeur : séparation en avant de la vessie par voie de décollement, en arrière du rectum par voie de décollement, latéralement par section en dedans des pinces hémostatiques.

4e Temps. — Ablation de la zone inférieure de la tumeur par section, ou morcellement suivant son volume.

β. — *Manœuvre abdominale*

1er Temps. — Hémostase de l'étage supérieur des ligaments larges.

2e Temps.
3e Temps. } sont exécutés suivant la pratique de Rouffart et Jacobs.
4e Temps.

γ. — *Manœuvre accessoire*

1er Temps. — Sutures } sont supprimés.
2e Temps. — Drainage }

En résumé, il est facile de voir que tous ces procédés ont entre eux la plus grande analogie et qu'ils dérivent tous les uns des autres. En dernière analyse, les principales modifications que les opérations les plus récentes réalisent avantageusement sur les premières, ne portent que sur deux points : les ligatures et les sutures. D'une part, les ligatures étant remplacées, en partie (Chaput) ou en totalité si possible (Rouffart et Jacobs), par des pinces vaginales; d'autre part, les sutures étant supprimées, l'opération gagne considérablement en célérité. Au dernier Congrès de Rome, M. Jacobs a fait ressortir les avantages de promptitude remarquable que ses longues pinces vaginales lui ont permis d'obtenir. Quant aux autres modifications, ce sont là simples questions de détail (incision du vagin au thermocautère, Jacobs, etc.). Aussi nous ne faisons que les signaler.

CHAPITRE IV

B. Méthode d'hystérectomie abdomino-vaginale

Les procédés du groupe abdomino-vaginal ne sont, à bien des points de vue, qu'une répétition des procédés vagino-abdominaux, avec cette différence que les manœuvres s'exécutent suivant un ordre inverse, l'opérateur attaquant la tumeur d'abord par l'abdomen, puis, terminant par le vagin. Nous verrons donc les manœuvres abdominales, puis les manœuvres vaginales. Quant aux manœuvres accessoires (sutures et drainage), elles n'ont pas été faites ici.

I. Procédé de Martin (1)

α. — *Manœuvre abdominale*

1er *Temps. — Hémostase provisoire des ligaments larges et de la base de la tumeur.* Elle est réalisée à l'aide d'une ligature élastique, cette dernière est placée le plus bas possible.

2e *Temps. — Ablation du segment supérieur de la tumeur.* La tumeur est enlevée partiellement dans toute la partie supérieure à la ligature provisoire. De plus, ce segment supérieur de la tumeur est enlevé en une seule pièce, car Martin ne pratique pas de morcellement.

(1) Martin pratique actuellement l'hystérectomie abdominale pure.

5e *Temps.* — *Deuxième Hémostase provisoire* — Le moignon qui sera enlevé par le vagin, est traversé et lié par deux gros fils de soie qui remplacent la ligature élastique qu'on supprime lorsque les fils de soie sont serrés. L'abdomen est ensuite fermé par des sutures de la paroi.

β *Manœuvre vaginale.*

1er *Temps.* — *Incision du vagin.*

2e *Temps.* — *Hémostase de l'étage inférieur des ligaments larges.* — Cette hémostase est faite par ligatures à la soie, sans pinces à ligaments larges. D'ailleurs c'est ainsi que Martin procède dans toute hystérectomie vaginale.

3e *Temps.* — *Libération de la tumeur*, en avant (par décollement de la vessie), en arrière (par décollement du rectum), latéralement par section en dedans des ligatures.

4e *Temps.* — *Ablation du fragment inférieur de la tumeur.* — Le col de l'utérus et tout ce qui reste de la tumeur est enlevé également en une seule pièce sans morcellement.

Dans un cas ce procédé a été suivi par *M. Pichevin* (thèse de Menu 1893) pour un fibrome pesant 1,200 gr. Les seules modifications apportées par l'auteur sont les suivantes : 1° il n'a pas fait de deuxième hémostase provisoire à la soie pour la traversée du pédicule dans le vagin, c'est son lien élastique (première hémostase) qui a été laissé en place après avoir été fixé au pédicule par trois fils de soie. 2° Les culs-de-sac vaginaux ont été ouverts par le ventre et non par le vagin (particularité du procédé suivant l'auteur). En outre, l'auteur a conservé une collerette péritonéale. La malade a succombé.

II. — Procédé de Péan (1),

α Manœuvre abdominale.

1er *Temps. — Hémostase provisoire des ligaments larges et de la base de la tumeur.* — Après avoir basculé la tumeur au dehors et facilité cette extraction par le gros trocart courbe à manche de Péan, on place une ligature élastique provisoire aussi près que possible du col, à la base de la tumeur. S'il y a plusieurs fibromes, on met une ligature à la base de chacun d'eux et une dernière au-dessous de tous ceux embrassant toute la base de la tumeur; les ligatures sont maintenues avec une forte pince.

2e *Temps. — Ablation du fragment supérieur de la tumeur.* — La tumeur est enlevée partiellement dans toute la partie supérieure à la ligature élastique provisoire. De plus ce fragment supérieur, s'il est volumineux, est enlevé en plusieurs fragments par morcellement.

3e *Temps. — Deuxième hémostase provisoire.* — Le moignon, qui est destiné à être enlevé par le vagin, est traversé par un fil métallique double, ou par plusieurs fils métalliques si le pédicule est volumineux.

Ces fils sont passés, grâce à une forte aiguille courbe qui traverse le pédicule, soit au-dessus, soit au-dessous de la ligature élastique. Une fois passé, le fil métallique est coupé, puis enchaîné, puis tordu sur les côtés. Asepsie du moignon qu'on lave avec des éponges imbibées de sublimé au 1/1000. Cautérisation de la muqueuse utérine au thermocautère.

(1) C'est le procédé actuel de M. Péan. Autrefois il faisait des hystérectomies abdominales totales.

La paroi abdominale est refermée incomplètement à la partie inférieure de l'incision, afin d'agir immédiatement sur le pédicule si la ligature venait à céder et si une hémorrhagie avait lieu.

β *Manœuvre vaginale* (1).

1er *Temps.* — *Incision du vagin au pourtour du col*, au moyen d'un bistouri à long manche. On fait cette incision le plus près possible de l'orifice externe du col.

2e *Temps.* — *Hémostase de l'étage inférieur des ligaments larges.* — Cette hémostase est réalisée par une ou plusieurs pinces échelonnées de chaque côté et placées le plus près possible de l'utérus afin d'éviter les uretères.

3e *Temps.* — *Libération de la tumeur*, en avant par décollement de la vessie au doigt ou aux ciseaux ; en arrière par décollement du rectum ; latéralement par section en dedans des pinces.

4e *Temps.* — *Ablation du fragment inférieur de la tumeur.* — Le moignon est enlevé par le vagin, mais suivant deux manières ;

α *En un fragment* s'il est petit. Dans ce cas, on bascule le pédicule en avant si possible afin de pincer les ligaments larges de haut en bas. S'il est impossible de basculer, le ligament large sera pincé de bas en haut.

β *En plusieurs fragments*, s'il est gros, et ces fragments seront extirpés par morcellement.

Ce procédé a été suivi par MM. *Bouilly*, *Schwartz*, *Gouilloud*, etc. Au Congrès de Rome, M. *Landau*, de Berlin,

(1) M. Péan place ses malades dans le décubitus latéral gauche.

nous a fait savoir qu'il applique le procédé de Péan aux fibromes sus-ombilicaux.

En résumé, les procédés de *Martin* et de *Péan* diffèrent peu dans leur ensemble. Les deux principales modifications sont relatives à la ligature et au morcellement. Dans le procédé *Péan*, les ligatures sont remplacées par des pinces hémostatiques, ce qui évite le placement des ligatures à la soie de *Martin*, toujours longues à appliquer. D'autre part le morcellement de *Péan* permet, par réduction de volume, d'appliquer le procédé à des tumeurs bien plus volumineuses.

Comme modifications de détail, signalons la deuxième hémostase provisoire faite à la soie par *Martin*, faite au fil d'argent par *Péan*. C'est là un fait sans importance.

Critique des procedés vagino-abdominaux et abdomino-vaginaux.

En terminant l'étude des méthodes mixtes tant vagino-abdominales qu'abdomino-vaginales, nous tenterons d'apprécier leur valeur. La statistique de *Péan* prouve les beaux résultats que certains chirurgiens sont en droit d'attendre de certains procédés mixtes et, avant de juger ces méthodes, qu'il nous soit permis de rappeler que sur 27 opérations, *Péan* ne perdit aucune malade.

Avantages. — Les garanties sérieuses que nous présentent les opérations combinées sont au nombre de deux : 1° Elles permettent de réaliser une hémostase, à la fois parfaite, sûre et rapide, par les pinces à ligaments larges, substituées aux ligatures de la zone utérine, toujours pénibles, souvent même longues à appliquer. 2° L'extraction de la tumeur est facilitée par les manœuvres vaginales. *Bardenheuer* a d'ailleurs bien fait valoir ce dernier avantage. Quelques procédés méritent mention spéciale pour la promptitude de leur exécution.

Lorsqu'à l'exemple de *Péan*, on supprime toutes sutures au fond de l'excavation et qu'on remplace les ligatures à la soie par les pinces hémostatiques laissées à demeure, on peut, dans certains cas, enlever une grosse tumeur avec une grande rapidité.

Inconvénients. — Mais les inconvénients sont aussi bien grands :

1° L'obligation d'agir tantôt par le vagin, tantôt par l'abdomen, avec les changements de position que nécessite cette double manœuvre, pour la malade et pour l'opérateur, expose à des fautes d'antisepsie;

2° L'opération est quelquefois difficile ou impossible lorsqu'un corps fibreux, développé dans la paroi postérieure de l'utérus, a rejeté le col en avant et en haut, ou lorsqu'un fibrome est infiltré dans les ligaments larges, alors il est très difficile de placer les pinces sur la base de ceux-ci;

3° Le passage du pédicule septique à travers la cavité abdominale est une menace d'infection. Donc, les procédés mixtes étant inapplicables dans certains cas (impossibilité de confectionner un pédicule dans certains fibromes très adhérents ou dans certains fibromes à base d'implantation très large), étant dangereux d'autre part dans tous (traversée du pédicule septique), ces procédés sont loin de réaliser l'idéal et n'ont qu'une valeur relative.

Indications. — Pour ce qui concerne leur indication à chaque cas particulier, on tend à admettre unanimement qu'ils doivent s'appliquer aux fibromes utérins compliqués de cancer, comme dans le cas de Bouilly, déjà cité. Au reste, cette association néoplasique serait moins rare qu'on ne le pense si l'on en croit Ehrendorfen, à qui il a été donné de l'observer 4 fois.

CHAPITRE XVI

C. Méthode d'hystérectomie abdominale totale.

Au premier abord, les opérations de ce troisième groupe semblent n'offrir entre elles aucun point commun.

Toutefois, si l'on ne considère que l'exérèse de la tumeur elle-même, point principal, on peut aisément reconnaître que les procédés se divisent en deux grandes variétés, selon que la tumeur est enlevée en deux ou plus simplement en un seul fragment. Nous décrirons donc :

Première variété, procédés d'exérèse de la tumeur en deux fragments,

Deuxième variété, procédés d'ablation du néoplasme en un seul fragment.

Un temps, commun à tous ces procédés, est celui de la confection de lambeaux péritonéaux ou d'une collerette, destinés à fermer la cavité péritonéale.

Première variété.

PROCÉDÉS D'EXÉRÈSE DE LA TUMEUR EN DEUX TEMPS.

Pour enlever la tumeur en deux temps, tous les opérateurs que nous citerons se servent de la ligature élastique provisoire, comme dans la méthode abdomino-vaginale.

I Procédé de Chrobach (1).

« *Manœuvre d'exérèse du fragment supérieur.*

1er *Temps. — Hémostase de l'étage supérieur des ligaments larges.* Elle est faite de chaque côté par deux rangées de ligatures entre lesquelles portera la section. Ces ligatures sont placées immédiatement sur les côtés de l'utérus, par conséquent l'ovaire est laissé en place.

2e *Temps. — Libération de la tumeur sur ses faces latérales supérieures.* Elle est faite par section entre les deux rangées de ligatures.

3e *Temps. — Libération de la tumeur sur ses faces antérieure et postérieure, formation de lambeaux péritonéaux.* Le péritoine est sectionné transversalement à deux ou trois travers de doigt au-dessus du cul-de-sac vésico-utérin en avant et à la même hauteur du cul-de-sac recto-utérin en arrière. Puis la lèvre inférieure de l'incision péritonéale est décollée avec le doigt jusqu'au niveau des insertions vaginales; il en résulte deux lambeaux péritonéaux.

4e *Temps. — Hémostase provisoire de la base de la tumeur.* Elle est faite à l'aide d'un lien élastique.

5e *Temps. —Ablation du fragment supérieur de la tumeur dans la partie sus-jacente à la ligature élastique*, après avoir cautérisé le pédicule et la muqueuse utérine, l'avoir recouvert de gaze iodoformée et même l'avoir traversé et lié avec des soies afin d'en diminuer le volume.

(1) Chrobach décrit aussi un procédé d'ablation abdominale partielle qu'il préfère actuellement et que nous avons étudié plus haut.

β *Manœuvre d'exérèse du fragment inférieur.*

1er *Temps.— Ouverture du cul-de-sac vaginal postérieur.* L'ouverture du vagin est faite en arrière, puis en avant sur le doigt d'un assistant ou sur le bout d'une sonde utérine, ou mieux sur la sonde cannelée spéciale de Chrobach (forte sonde malléable, en forme de T, et composée de deux tiges, l'une verticale, l'autre transversale, située à l'extrémité de la première). Cette tige horizontale est munie d'une cannelure comme une sonde cannelée ordinaire. Cet instrument est introduit par le vagin et en exerçant une traction sur la paroi vaginale, on peut l'appliquer exactement contre l'insertion vaginale du col. L'opérateur sectionne ensuite le vagin par l'abdomen sur cette sonde cannelée.

2e *Temps. — Hémostase de l'étage inférieur des ligaments larges et libération du segment inférieur sur ses faces latérales et inférieures.* Cette hémostase est faite par ligatures. Le doigt, étant introduit dans le vagin par l'incision vaginale postérieure, dirige le placement des ligatures. Le moignon est ensuite libéré latéralement, en laissant adhérent aux ligaments larges, un peu de tissu du col, afin d'empêcher le glissement des ligatures.

3e *Temps. — Ouverture du cul-de-sac vaginal antérieur* par le même procédé sur la sonde cannelée. Le segment inférieur est ensuite enlevé.

γ *Manœuvres accessoires.*

1er *Temps. — Sutures.* Elles sont faites suivant trois plans.

1° Sutures de la circonférence supérieure du vagin ;

2° Sutures par froncement de tous les espaces celluleux du petit bassin ;

3° Sutures de la circonférence péritonéale. Les deux lambeaux péritonéaux sont rapprochés, puis suturés par sutures séro-séreuses.

2e *Temps. — Drainage facultatif.*

II. Procédé de Lennander.

α *Manœuvre d'exérèse du fragment supérieur.*

1er *Temps. — Hémostase de l'étage supérieur des ligaments larges.* Elle est faite au catgut et jamais à la soie.

2e *Temps. — Libération de la tumeur sur ses faces latéro-supérieures.*

3e *Temps. — Libération de la tumeur sur ses faces antérieure et postérieure. Formation de deux lambeaux péritonéaux.* Décollement de la vessie et du rectum.

4e *Temps. — Hémostase provisoire de la base de la tumeur*, à l'aide d'une ligature élastique.

5e *Temps. — Enlèvement du fragment supérieur de la tumeur.*

β *Manœuvre d'exérèse du fragment inférieur.*

1er *Temps.— Ouverture du cul-de-sac vaginal postérieur.* Lennander ne se sert jamais de la sonde de Chrobach ; mais afin de faire la section aussi près que possible du col, il ne craint pas de sectionner le tissu du col lui-même. C'est la principale particularité du procédé.

2e *Temps. — Hémostase de l'étage inférieur des ligaments larges*, faite au catgut.

3e *Temps. — Ouverture du cul-de-sac vaginal antérieur* en sectionnant le tissu du col. Le fragment inférieur est ensuite enlevé.

γ *Manœuvre accessoire.*

1er *Temps. — Sutures en trois plans du vagin*, puis des espaces celluleux du petit bassin, enfin du péritoine. Elles sont toutes faites au catgut.

2e *Temps. — Drainage.* Il est réservé à quelques cas spéciaux.

PROCÉDÉ DE POLK (1).

α *Manœuvre d'exérèse du fragment supérieur.*

1er *Temps. — Hémostase de l'étage supérieur des ligaments larges* en dehors des ovaires. Comme particularité, l'auteur place ses ligatures en laissant la tumeur dans la cavité abdominale. En outre pour abréger la double rangée de ligatures entre lesquelles portera la section, il remplace les ligatures internes par une pince appliquée immédiatement contre l'utérus. Cette pince sera enlevée en même temps que la tumeur. Quant aux ligatures de la rangée externe, elles sont placées en dehors des ovaires et des annexes.

2e *Temps. — Libération de la tumeur sur ses faces latérales supérieures.* La section porte entre la pince juxta-utérine et la rangée externe des ligatures.

(1) POLK enlève aussi les petites tumeurs en un seul temps.

3e *Temps. — Formation des lambeaux péritonéaux.* Ce temps ne sera pratiqué que lors de l'extraction du fragment inférieur.

4e *Temps. — Hémostase provisoire de la base de la tumeur avec ligature élastique.*

5e *Temps. — Enlèvement du fragment supérieur de la tumeur* dans la partie sus-jacente à la ligature.

β *Manœuvre d'exérèse du segment inférieur.*

1er *Temps. — Hémostase de l'étage inférieur des ligaments larges.* Insinuant l'index le long du col jusqu'à la base du ligament large, l'opérateur *pince l'artère utérine entre ce doigt et le pouce* glissé sur la face antérieure du ligament large. Le vaisseau, dont les battements sont perçus, est dénudé, chargé sur une aiguille à anévrysme, puis lié.

2e *Temps. — Formation d'une collerette péritonéale.* Le péritoine est sectionné suivant une ligne circulaire qui contourne le fragment inférieur. La lèvre inférieure est ensuite décollée de la vessie et du rectum.

3e *Temps. — Ouverture des culs-de-sac vaginaux* par une section circulaire faite au ras du col, en commençant par le cul-de-sac postérieur.

γ *Manœuvre accessoire.*

1er *Temps. — Sutures.* La circonférence du péritoine est suturée à la circonférence du vagin par quatre fils : un fil vagino-péritonéal antérieur, un fil vagino-péritonéal postérieur, et deux fils vagino-péritonéaux latéraux. Les extrémités des fils de catgut sont réunies en faisceau par un nœud, le nœud est saisi par une pince et attiré par le vagin. Cette traction amène au contact les parois du canal péritonéal, ce qui ferme la cavité péritonéale et évite un sujet pelvien de fermeture.

2ᵉ *Temps. — Drainage.* Un drain en verre est introduit jusque dans le Douglas, lorsque le drainage est indiqué.

IV. Procédé de Martin (1).

α Manœuvre d'exérèse du fragment supérieur.

1ᵉʳ *Temps. — Hémostase provisoire.* Celle-ci porte non seulement sur l'étage supérieur des ligaments larges, mais aussi sur la base de la tumeur. Elle est faite par une ligature élastique passant au-dessous de l'ovaire. Ainsi se trouvent combinés en un seul temps, le temps n° 1 et le temps n° 4, des auteurs précédents.

2ᵉ *Temps. — Ablation du segment supérieur de la tumeur*, sans morcellement par amputation au-dessus de la ligature.

Ces premières manœuvres sont donc en tout semblables à celles que Martin pratique dans les premiers temps de son ablation abdomino-vaginale.

β. — Manœuvre d'exérèse du fragment inférieur.

1ᵉʳ *Temps. — Ouverture du cul-de-sac vaginal postérieur.* L'ouverture est faite sur le doigt d'un aide directement sur la face postérieure du col.

2ᵉ *Temps. — Hémostase définitive de l'étage inférieur des ligaments larges.* Le doigt étant introduit dans le vagin

(1) Martin. — Lorsque la tumeur est petite M. Martin l'enlève en un seul temps, sans ligature préalable.

par la boutonnière vaginale postérieure sert à diriger l'aiguille pour les ligatures. On fait une ou plusieurs ligatures de chaque côté, suivant le besoin. Les parties liées sont toutes prises aussi petites que possible.

γ. — *Manœuvre accessoire.*

1er *Temps. Sutures.*— Les sutures vaginales, pelviennes, péritonéales, sont confondues, mais elles sont *longitudinales au lieu d'être transversales.* Aussi le péritoine reste ouvert. Martin suture d'abord le bord postérieur du vagin, au bord postérieur de l'incision péritonéale par quatre fils ; puis les bords latéraux du vagin aux bords latéraux du péritoine par quatre autres fils. Enfin le bord antérieur du vagin au bord antérieur du péritoine par quatre fils. Martin fait les mêmes sutures dans l'hystérectomie vaginale. Tous les fils de catgut réunis en faisceaux sont passés du ventre dans le vagin et tirés à la vulve.

2e *Temps.— Drainage.* Il n'est pratiqué que lorsqu'il est indiqué.

En résumé, si nous comparons ces méthodes d'exérèse en deux temps, nous dirons qu'elles diffèrent entre elles par des modifications importantes : des modifications de détails, et des habitudes individuelles variables avec chaque chirurgien.

1° *Modifications importantes.* Celles-ci sont relatives aux ligatures d'une part, à la fermeture du péritoine d'autre part.

La ligature de l'étage supérieur des ligaments larges est faite par les uns suivant une double rangée de fils bilatérale

(Chrobach et Lennander). Par d'autres suivant une rangée unique bilatérale. Dans cette manière de faire, chaque rangée interne juxta-utérine est remplacée par deux pinces qui sont enlevées avec la tumeur (Polk). On fait ainsi une économie de temps de 6 ou 8 ligatures, dont le but est d'éviter l'écoulement du sang résidual provenant de la tumeur. D'ailleurs ces ligatures de la rangée interne ne sont pas indispensables et l'hémorrhagie résiduale s'arrête rapidement d'elle-même.

La ligature de l'étage inférieur des ligaments larges est faite par les uns en plusieurs ligatures passées à la base de ces ligaments, le doigt servant de conducteur (Martin, Polk); par d'autres en une seule ligature posée sur l'artère utérine. C'est là la manœuvre de Polk, qui pince l'artère entre le pouce et l'index, la dénude et la lie avec un seul fil de chaque côté.

Les modifications relatives à la fermeture du petit bassin sont les suivantes :

La cavité péritonéale peut être fermée suivant deux modes: mode d'occlusion directe par sutures transversales ou mode d'occlusion indirecte par sutures longitudinales. L'occlusion directe par sutures transversales porte tantôt sur un seul plan (plan péritonéal), tantôt sur deux plans (vaginal puis péritonéal), tantôt suivant un triple plan (vaginal, cellulaire pelvien, péritonéal). Le mode d'occlusion indirecte ou par sutures longitudinales consiste à suturer la circonférence du vagin à la circonférence péritonéale en fermant ainsi les espaces celluleux du petit bassin. Cette suture n'exige que quatre fils au moins, un pour chaque paroi vaginale (Polk) ou seize fils au plus, quatre par chaque paroi vaginale (Martin).

2° *Modifications de détail.* Les uns enlèvent les annexes en même temps que la tumeur (Polk et la plupart des opérateurs), d'autres les laissent en place comme Chrobach.

L'ouverture du vagin en commençant par la paroi vaginale postérieure est faite au ras du col, soit sur le doigt (Martin), soit sur une sonde utérine, soit sur la sonde cannelée de Chrobach. Afin d'éviter plus sûrement la blessure des uretères et de la vessie, on peut, à l'exemple de Lennander, tailler en plein tissu cervical.

La confection des lambeaux péritonéaux est faite suivant deux lambeaux antérieur et postérieur (Chrobach) ou en une collerette unique (Polk).

3° *Habitudes individuelles.* L'emploi de catgut, substitué systématiquement à la soie, aussi bien pour les ligatures que pour les sutures (Polk et Lennander), n'est qu'une modification sans importance. Pour l'hémostase de l'étage supérieur des ligaments larges, il est des opérateurs qui préfèrent placer leurs ligatures, la tumeur étant laissée dans la cavité abdominale (Polk) ; d'autres au contraire commencent par basculer la tumeur au dehors avant de placer leurs ligatures.

D'une manière générale tous les procédés d'extirpation en deux temps exposés plus haut sont justiciables des mêmes avantages et des mêmes inconvénients. Ils sont précieux, parceque l'ablation du fragment supérieur rend libre le champ opératoire. Cette extraction permet ainsi d'agir avec plus de sûreté sur le fragment inférieur tant dans sa séparation de la vessie, des uretères, du rectum que dans l'hémostase de l'artère utérine, le gros de la tumeur étant enlevé préalablement.

Mais l'extraction en deux temps nécessite des temps supplémentaires qu'il faut répéter pour le fragment inférieur, d'où prolongation en durée de l'acte opératoire. C'est ainsi que le procédé de Chrobach exige deux heures et suivant l'auteur lui-même une grande dose de patience. Le procédé de Martin qui combine plusieurs temps réalise sur les précédents une grande supériorité au point de vue de la promptitude. D'autre part l'extraction en deux temps n'a pas sa raison d'être dans les tumeurs de petit volume où le champ opératoire n'est pas encombré. Il restait donc à faire mieux et surtout à faire plus promptement, c'est ce que les procédés d'extraction du fibrome en un bloc permettent d'obtenir.

Deuxième variété, procédés d'exérèse de la tumeur en un fragment.

On supprime ici la ligature élastique provisoire toujours employée dans tous les procédés décrits jusqu'ici.

L'opération de Freund (1) est le type de cette variété comme aussi le premier en date.

I. — Procédé de Freund

Manœuvre d'extraction abdominale.

1er *Temps — Hémostase de l'étage supérieur et de l'étage inférieur des ligaments larges.* Après avoir attiré l'utérus au dehors à l'aide d'un fil qui le traverse, les ligaments larges sont ligaturés en trois portions, le fil supérieur comprend dans son anse la trompe et le ligament de l'ovaire, le fil moyen, le ligament rond, enfin le plus inférieur

(1) Freund. — Sammlung Klinische Vorträge de Volkmann 1878.

comprend le ligament rond et la partie la plus inférieure du ligament large. Freund s'est servi plus tard seulement d'une aiguille spéciale fortement recourbée.

2e *Temps. — Libération de l'utérus sur ses faces latérales.* On sectionne en dedans des ligatures précédentes.

3e *Temps. — Incision du péritoine antérieur et postérieur*; décollement de la vessie et du rectum jusqu'aux culs-de-sac vaginaux.

4e *Temps. — Libération définitive de l'utérus* par section circulaire de la partie supérieure du vagin. L'utérus est enlevé en une pièce, les fils à ligatures pendent dans le vagin.

β. — *Manœuvre accessoire.*

1er *Temps. Sutures.—Fermeture du vagin et du péritoine.* Le même fil prend à la fois le péritoine et le bord correspondant du vagin.

2e *temps. — Drainage.*

Crœdé (1) suivit l'exemple de Freund, modifiant certains points. Au moment de l'excision de l'utérus et de la partie supérieure du vagin, il eut une hémorrhagie veineuse. Il mit pour l'arrêter trois pinces à ligatures sur les bords opposés de la plaie vaginale; ces pinces furent laissées à demeure dans le vagin.

Plus tard Rydigier, pour faciliter l'extraction de l'utérus, incisa circulairement l'insertion vaginale en opérant par voie vaginale. L'opération devient ainsi une méthode vagino-abdominale.

(1) Crœdé. — Centralblatt für chirurgie, n° 32, 1878.

Appliqué pour la première fois aux fibromes par Bardenheuer, le procédé de ce dernier qui a été exposé plus haut n'est donc que l'opération de Freund-Rydigier. Actuellement Gordon de Portland (1) pratique l'hystérectomie abdominale totale suivant le procédé de Freund.

II. PROCÉDÉ DE GUERMONPREZ.

α *Manœuvre d'extraction abdominale.*

1er temps. — Hémostase de l'étage supérieur des ligaments larges. Elle est faite avec ligatures et par étages à la façon de Freund.

2e temps. — Libération de la tumeur sur ses faces latérales supérieures. On sectionne en dedans des ligatures.

3e Temps. — Formation des lambeaux péritonéaux. Décollement de la vessie et du rectum jusqu'à ce que la lèvre antérieure du museau de tanche devienne appréciable au doigt.

4e Temps. — Ouverture du cul-de-sac vaginal antérieur. Elle est faite par transfixion. L'auteur transfixe la limite supérieure du vagin sur la ligne médiane et suivant le plan antéro-postérieur, à l'aide d'une sonde cannelée solide et d'une forme un peu spéciale. C'est la seule particularité du procédé.

5e Temps.—Hémostase de l'étage inférieur des ligaments larges par une pince-clamp introduite à droite et à gauche par la boutonnière vaginale.

6e Temps. — Section du dôme vaginal faite aux ciseaux, dégagement définitif de la tumeur,

(1) GORDON DE PORTLAND. — Amer. Journ. of obstet, 1892.

β *Manœuvre accessoire.*

1er *Temps.* — Sutures.
2e *Temps.* — Drainage.
Ces temps n'existent pas dans le procédé.

III. PROCÉDÉ DE BALDY (1).

α *Manœuvre d'extraction abdominale.*

1er *Temps.* — *Hémostase de l'étage supérieur du ligament large* en double rangée de ligatures en dehors des annexes. Ces ligatures descendent le plus bas possible et sont placées l'utérus restant dans la cavité abdominale.

2e *Temps.* — *Libération de la tumeur sur ses faces latérales et supérieures.* Section entre la double rangée de ligatures.

3e *Temps.* — *Hémostase de l'étage inférieur des ligaments larges.* On lie les artères utérines sur le doigt comme le fait Polk.

4e *Temps.* — *Formation des lambeaux antérieur et postérieur*, décollement de la vessie et du rectum.

5e *Temps* — *Libération de la tumeur sur ses faces latérales et inférieures* par section en dedans des ligatures utérines.

6e *Temps.* — *Ouverture du vagin* sur le doigt d'un aide en commençant avec le bistouri par le cul-de-sac antérieur pour inciser toute la circonférence complète.

(1) BALDY. — Philadelphie. Comm. au Pan Ameri. med. Congress. Am. Journ. of obst. nov. 1893.

β *Manœuvre accessoire.*

1er *Temps.* — *Sutures* en deux plans : 1° plan de fermeture vaginale, plan de fermeture péritonéale.

Ces sutures sont faites au catgut.

2e *Temps.* — Le *drainage* est supprimé.

II. PROCÉDÉ D'EDEBOLHS (1).

α *Manœuvre d'extraction abdominale*

1er *Temps.* — *Formation des lambeaux péritonéaux antérieur et postérieur.* Décollement de la vessie et du rectum. Après avoir attiré la tumeur au dehors, on incise le péritoine sur la face antérieure et postérieure à 3 cent. au-dessus du cul-de-sac péritonéal. La lèvre inférieure de l'incision est décollée avec le doigt et la vessie est réclinée dans le lambeau antérieur. Même manœuvre de décollement pour le rectum.

2e *Temps.* — *Hémostase de l'étage inférieur des ligaments larges.* Les artères utérines sont prises de chaque côté dans une ligature sous-péritonéale faite au catgut. Le tamponnement du vagin facilite ce temps de l'opération.

3e *Temps.* — *Hémostase de l'étage supérieur des ligaments larges.* Ces ligatures sont posées en dehors des annexes ; deux suffisent de chaque côté, une pour le ligament rond, une pour le ligament infundibulo-ovarien. Il y

(1) ELEBOLHS.— Pour les volumineuses tumeurs au delà de 4 kilogs, enlève la tumeur en deux pièces, par le procédé de Chrobach, avec ligature élastique provisoire. The technique of extirpation, of the fibromatous utérus. Amer. Jour. of obst. novembre 1893.

a donc en tout six ligatures étagées sur les ligaments larges, trois de chaque côté, y compris les ligatures des artères utérines.

4e *Temps. — Ablation en une pièce de la tumeur* de l'utérus et des annexes, en sectionnant en dedans des ligatures.

β. — *Manœuvre accessoire*

1er *Temps. — Sutures*, un seul plan péritonéal, les lambeaux sont suturés au catgut par sutures de Lembert.

2e *Temps.* — Il n'y a pas de drainage.

V. — Procédé de Lanphear (1)

α. — *Manœuvre d'extraction abdominale*

1er *Temps. — Hémostase de l'étage supérieur des ligaments larges*. La tumeur est laissée dans l'abdomen, les ligatures sont posées en dehors des annexes. Pour éviter la double rangée de sutures de chaque côté, la rangée interne est remplacée par une pince juxta-utérine.

2e *Temps. — Libération des faces latéro-supérieures de la tumeur*. On sectionne entre la pince et la rangée externe des ligatures. La tumeur peut dès lors être amenée au dehors.

3e *Temps. — Formation du lambeau péritonéal*. Décollement de la vessie et du rectum avec le doigt jusqu'au vagin.

(1) Lanphear.— Traduit in annales de gynéc. et d'obst. 1893, 1er semestre, p. 208 ou Méd.Record Docteur Emory Lanphear, Kansas city, 1er Janvier 1893, p. 5.

4ᵉ *Temps.* — *Ouverture du cul-de-sac vaginal antérieur* perforé aux ciseaux sur un doigt introduit dans le vagin.

5ᵉ *Temps.* — *Ouverture du cul-de-sac vaginal postérieur* suivant la même méthode.

6ᵉ *Temps.*— *Hémostase de l'étage inférieur des ligaments larges et libération définitive de la tumeur.* Pour l'hémostase la tumeur est attirée en haut et en dehors par un aide et on place, de chaque côté à la base du ligament large, une *pince à hystérectomie de Polk,* introduite par le vagin.

La pince est placée au ras de l'utérus, la main abdominale dirige le placement des branches. Section des pédicules latéraux en dedans des pinces et la tumeur est enlevée en une pièce.

β. *Manœuvre accessoire*

1ᵉʳ *Temps.* — *Sutures,* facultatives, car les lambeaux péritonéaux s'affrontent d'eux-mêmes.

2ᵉ *Temps.* — Le *drainage* est supprimé.

Si enfin nous tentons d'établir, entre les procédés de cette deuxième variété où la tumeur est enlevée en un bloc, quelques rapprochements, nous remarquerons qu'ils sont en tout semblables, ne différant que par des détails. C'est ainsi que l'hémostase des ligaments larges est commencée par l'étage inférieur dans le procédé d'Edebolhs, tandis que les autres opérateurs commencent comme d'habitude leurs ligatures par l'étage supérieur (Baldy, Lanphear).

Les seules particularités sont : l'ouverture du cul-de-sac vaginal par transfixion, dans le procédé de Guermonprez et l'hémostase de l'artère utérine avec pinces à hystérectomie vaginale de Polk (Lanphear).

Seule cette dernière modification mérite mention, car elle contribue beaucoup à diminuer et la difficulté et la durée de l'opération.

Pour terminer cette longue exposition de procédés, nous décrirons une méthode qui se fait remarquer entre toutes par des qualités incomparables. Il serait déplacé de la comparer aux autres dont elle diffère absolument par la réduction au maximum des différents temps opératoires, ou même par la suppression de quelques-uns d'entre eux, comme *l'hémostase préventive*, d'où une célérité qu'aucun procédé n'a jamais pu atteindre jusqu'ici.

Nous avons cité *le procédé* Doyen.

Procédé de Doyen.

Doyen l'expose ainsi. « Nous cherchions depuis longtemps un procédé capable de rendre l'hystérectomie abdominale aussi inoffensive que l'ovariotomie, lorsque, après nous être rendu compte au cours de plusieurs opérations de la topographie exacte des vaisseaux qui donnaient le plus de sang, nous résolûmes de faire l'ablation totale de l'utérus, sans la combiner à l'hystérectomie vaginale, qui allonge et aggrave en même temps l'opération.

Il s'agissait dans notre premier cas d'une femme très faible et profondément anémiée. Le pédicule eût été trop court pour être laissé au dehors et nous nous souciions peu de le réduire. L'opération fut ainsi pratiquée :

La tumeur sortie du ventre et rabattue en avant sur le pubis recouvert de serviettes stérilisées, le péritoine est incisé d'un seul coup, depuis le cul-de-sac de Douglas jusque sur le point le plus saillant de la tumeur.

Le vagin est ouvert en arrière du col, sur une pince introduite par la vulve. Le péritoine est alors vivement sectionné sur toute la surface de la tumeur, de façon que la section, *en forme de raquette* et partant, pour y revenir, de la section longitudinale postérieure de la séreuse, suive à peu près l'équateur de la tumeur, et passe latéralement au-dessus des annexes et en avant très loin de la vessie.

Faisant alors tenir entre les doigts de l'aide le ligament large gauche, l'opérateur le détache rapidement de l'utérus avec les ciseaux ou le bistouri, en prenant soin d'empiéter légèrement sur le tissu utérin. Une ligature, jetée au-dessous des annexes, suffit d'ordinaire pour assurer l'hémostase.

La séreuse est alors rapidement décollée, avec les doigts ou les ciseaux mousses, des faces antérieure et postérieure de la tumeur, et le deuxième ligament large est à son tour détaché et lié.

Il est alors aisé, en rasant le tissu utérin, de détacher d'un seul coup, en complétant la décortication sous-péritonéale, la totalité de la tumeur, y compris le col, visible par l'incision du cul-de-sac postérieur.

C'est à peine s'il est nécessaire de lier isolément 1 ou 2 artérioles, au voisinage du col. Les fils qui assurent l'hémostase des pédicules latéraux sont passés dans le vagin, ainsi que la vaste collerette péritonéale qui entoure la tumeur. Le ventre est momentanément fermé à l'aide de 3 ou 4 pinces à griffes mousses, et l'hémostase définitive des ligaments larges est pratiquée à l'aide de 2 de nos pinces à mors élastiques, placées à la vulve. On fait alors la toilette du péritoine, on tamponne le vagin, en plaçant au besoin au-dessous du tampon de gaze un double drain, et l'on ferme en surjet ou en bourse le péritoine pelvien.

Une des particularités de ce procédé est *l'absence de toute hémostase préventive :* nous détachons les ligaments larges avant de rien pincer et de rien lier.

En agissant ainsi, nous accélérons le manuel opératoire au point qu'habituellement, 6 à 10 minutes après que nous avons pris le bistouri, la tumeur est enlevée. Il n'est utile de la morceler que dans les cas où elle est très adhérente et où l'impossibilité de la rabattre sur le pubis rend difficile l'accès du cul-de-sac de Douglas, qui ne peut alors être ouvert que plus tard.

L'avantage de notre opération est d'être praticable pour toutes les tumeurs utérines, et tout particulièrement pour celles, assez nombreuses, dont les attaches profondes empêchent l'emploi du fil élastique pour l'hémostase temporaire. Les tumeurs solides ou purulentes du ligament large, adhérentes à l'utérus, peuvent être enlevées par le même procédé.

La tumeur est-elle très adhérente, il peut être impossible de commencer par la perforation du cul-de-sac postérieur ; il suffit en pareil cas d'inciser d'emblée la surface de la tumeur en son point culminant, et de l'énucléer rapidement avec les doigts et à grands coups de ciseaux, afin de libérer le champ opératoire. La masse principale énucléée, il reste à extraire l'utérus lui-même. On perfore à ce moment le cul-de-sac postérieur, et on détache comme d'habitude les ligaments larges, le col et la vessie. »

Ce procédé de Doyen est passible de certains reproches. Il offre en effet un inconvénient assez sérieux. La collerette retournée dans le vagin, étant pincée définitivement par deux pinces hémostatiques, est destinée, dans la partie pincée tout au moins, à se sphacéler. D'où une menace constante de propagation d'infection jusque dans la cavité abdominale, lors de la formation des escharres.

M. Doyen lui-même a reconnu les inconvénients d'un foyer vaginal septique qui est toujours un voisinage dangereux pour la séreuse. Aussi l'auteur a cru devoir modifier tout récemment sa méthode afin de faire mieux. La *suppression des pinces vaginales* d'une part ; *la fermeture absolue du péritoine* par un double plan de sutures d'autre part, sont les deux principaux temps que l'auteur apporte à sa méthode. Voici d'ailleurs ce qu'il a bien voulu nous communiquer et nous sommes heureux d'en avoir la primeur. Voici textuellement ce que nous écrit notre ami, le Dr Roussel, son assistant, sur ce nouveau procédé :

DEUXIÈME PROCÉDÉ DOYEN.

1er Temps.—Après élévation de la tumeur avec les mains, ou mieux à l'aide de l'appareil de Reverdin, *le cul-de-sac de Douglas est perforé* par une longue pince courbe, mousse, introduite par le vagin. La simple pression suffit à la perforation, sinon on incise le cul-de-sac au bistouri sur les mors de la pince saillant dans le Douglas. Après perforation, les branches de la pince sont écartées de façon à agrandir suffisamment la boutonnière vaginale.

2e Temps. — Libération et dénudation du col utérin. Le col utérin, qu'on aperçoit par la boutonnière vaginale, est saisi solidement à l'aide de pinces de Museux par sa lèvre postérieure. Lorsqu'une traction suffisante a amené en partie dans la cavité abdominale, son orifice externe regardant maintenant en haut et en arrière, on pratique au ras du tissu cervical, une section bilatérale de l'étage inférieur du ligament large. En se tenant le plus près possible du tissu utérin, on est sûr d'éviter la blessure des uretères et de la vessie. En deux coups de ciseaux, on complète la libération du col en avant. Lorsque le nombre des fibromes ou leur manière de s'implanter sur l'utérus empêche d'atteindre tout de suite le cul-de-sac postérieur, on commence son incision à la partie supérieure de la tumeur, et on énuclée petit à petit le ou les fibromes qui formaient l'obstacle. Lorsqu'ils sont enlevés on peut alors attaquer le cul-de-sac de Douglas.

3e Temps. — Hémostase définitive de l'artère utérine. Pendant l'exécution du temps précédent, on a observé deux ou trois petits jets de sang, provenant de l'artère utérine. On les pince isolément et on les lie immédiatement.

4e Temps. — Libération du reste des ligaments larges, confection de la collerette en arrière et sur les côtés. Les deux incisions latérales, faites autour du col au temps n° 2, sont prolongées de chaque côté de bas en haut, et on désinsère ainsi, sur le bord même de la tumeur, le ligament large dans sa partie moyenne au ras de la tumeur, mais sans laisser de tissu utérin ou myomateux dans les lambeaux péritonéaux.

5e *Temps. — Hémostase définitive du reste du ligament large.* Les vaisseaux, que la pression de la main de l'aide, sur la tranche de section de ces ligaments empêche de saigner, sont liés par deux ligatures au-dessous des deux ovaires. Ces deux ligatures suffisent à assurer toute l'hémostase dans le plus grand nombre de cas. Cependant, quelques fois, il faudra en mettre quatre à cinq. Ce nombre est variable suivant les cas, et peut varier de o à 5 ou 6. C'est ainsi qu'on peut être amené à lier quelques artérioles de la tranche vaginale.

6e *Temps. — Libération complète de la tumeur et confection de la collerette en avant.* La tumeur, par un mouvement de bascule de bas en haut, et d'arrière en avant, le col utérin en haut, est libérée définitivement par énucléation sur le restant de sa périphérie. Cinq à quinze minutes au plus ont suffi à cette manœuvre d'extraction et la seule hémorrhagie a été l'écoulement de sang résidual insignifiant, puisqu'on n'a fait aucune espèce de ligature préventive. La seule hémostase préventive a été faite par l'aide qui a maintenu entre ses doigts les ligaments larges pendant leur section. *Les artères ont été pincées, liées à ciel ouvert, comme on l'aurait fait dans une amputation de sein.*

7e *Temps. — Fermeture du péritoine.* Après avoir sectionné les annexes au-dessus des deux ligatures sous-ovariennes par deux coups de ciseaux, et enlevé ainsi les ovaires et les trompes, les fils à ligatures sont passés par l'ouverture vaginale entraînant avec eux le revêtement séreux dont ils rapprochent les bords opposés qu'on *ferme à la façon d'une bourse*, par un surjet avec une aiguille à main très courbe et suivant un premier plan. Puis, au-dessus de ce premier plan, qu'une traction sur les fils vaginaux rend plus profond, on place un deuxième surjet analogue. Ainsi se trouve fermée la cavité péritonéale par deux plans de sutures. Il ne subsiste aucune surface cruentée dans le ventre, et les anses intestinales peuvent reposer sans danger sur ce plancher glissant ; il ne subsiste dans la cavité péritonéale qu'un seul fil.

Pas de drainage.

L'auteur reconnaît à son procédé les avantages suivants :

1° Un seul fil subsiste dans la cavité péritonéale après l'opération ;

2° L'exécution est des plus rapide, parce qu'on supprime toute hémostase préventive et toutes les manœuvres destinées à substituer ensuite l'hémostase définitive à l'hémostase préventive ;

3° Aucune hémorrhagie n'est à craindre dans le péritoine, car si l'un des fils vaginaux lâche, on peut toujours le reprendre par le vagin.

4° Il serait applicable à tous les cas, quelle que soit l'adhérence, la multiplicité ou l'implantation des fibromes, parce que, si la route postérieure est barrée, on peut y pénétrer en contournant l'une des faces latérales qui restera au moins libre et par laquelle on commencera les premières manœuvres de dégagement.

5° Elle a, sur le procédé de l'auteur, l'avantage de supprimer les pinces vaginales et le sphacèle ; ce procédé, dit Doyen(1), donne la même sécurité et les mêmes résultats que la simple ovariotomie (2).

L'originalité principale du procédé et sur laquelle Doyen insiste beaucoup, est la suppression de toute espèce d'hémostase préventive. Celle-ci exige un appareil instrumental

(1) Doyen. — Communication du 13 mai 1894 à la Société de Médecine d'Anvers, insérés dans le journal d'accouchements et Revue de médecine et de chirurgie pratiques de Liège n° du 3 Juin 1894.

(2) L'opérateur emploie la position déclive de Trendelenbourg.

énorme en présence de tumeurs qui ne reçoivent le sang que de quelques artères inférieures comme calibre à l'artère radiale au niveau du poignet. Voici d'ailleurs ce que nous dit l'auteur : « Le seul moyen de ne pas perdre de sang, c'est de ne pas tenter l'hémostase préventive. Appliquez un simple fil élastique à la base de la tumeur, elle est tellement gorgée de sang veineux qu'à la section supra-cervicale, le champ opératoire en est inondé. Pratiquez, au contraire, la décortication péritonéale comme nous la recommandons en soulevant la tumeur ; au fur et à mesure qu'elle se détache, les sinus veineux énormes qui la sillonnent s'affaissent. Tout ce sang, perdu pour les malades, déjà si souvent affaiblis par les métrorrhagies antérieures, quand on emploie le fil élastique ou la forcipressure préventive de Péan et de ses élèves, rentre, avec notre procédé, dans le système vieneux général, et la tumeur entièrement séparée, il nous est souvent arrivé de laisser échapper de nos doigts et de ceux de notre assistant, la collerette péritonéale entière, dont jaillissaient à peine trois ou quatre petits jets de sang. On comprendra aisément cette particularité, notre section en raquette passant latéralement au-dessus des ovaires.

A-t-on par accident blessé l'utérine ou quelques artérioles anormales ? On place une pince, puis une ligature sur chacune d'elles, afin de réduire au minimum possible la perte de sang.

Le principe est donc d'opérer vite. La tumeur doit être détachée cinq ou dix minutes après le début de l'incision en raquette ; les veines s'affaissent et toute hémorrhagie est ainsi mieux prévenue par la rapidité du manuel opératoire que par l'emploi de toute cette série de pinces qui ne servent qu'à prolonger l'intervention et à encombrer le champ opératoire.

L'application préventive de deux pinces par le vagin, sur les artères utérines, est inutile et se trouve d'ailleurs impraticable dans les cas assez fréquents où le col est inaccessible. Ce n'est donc qu'un procédé d'exception. Or, cette hémostase préventive vaginale est inutile quand l'hystérectomie est facile. Si le col est inaccessible, on s'expose à pincer l'uretère et à placer les pinces au hasard, ce qui est fort dangereux. »

Delagenière (1) propose un procédé qui a de grandes analogies avec le précédent.

Ligature puis section sous-salpingo-ovarienne ; Formation d'une collerette proportionnée à l'étendue de la cavité pelvienne à recouvrir. Cette collerette doit partir des bords supérieurs des ligaments larges et passer au moins à deux centimètres au-dessus de la vessie. Dissection de la collerette et détachement pur et simple des ligaments larges en empiétant un peu sur le tissu utérin. Libération circulaire du col et ouverture du vagin en arrière. Enucléation de la tumeur. Hémostase soignée, des vaisseaux vaginaux et utérins pincés dans l'isolement de la collerette. Sutures du bord antérieur de la collerette au bord postérieur en adossant exactement la surface séreuse pour clore parfaitement la cavité péritonéale. Drainage abdominal.

D'après l'auteur ce procédé aurait, sur celui de Doyen, l'avantage de supprimer toute intervention vaginale.

(1) Archives provinciales de Chirurgie p. 333. Juin 1894. Hystérectomies abdominales totales pour tumeurs fibreuses de l'utérus, 10 observations.

CHAPITRE XVII

Indications, contre-indications et appréciations de l'ablation totale

Nous ouvrons ici un chapitre d'attente, et bien des questions, que l'extirpation abdominale totale soulève, ne peuvent à cette heure recevoir une solution définitive.

L'hystérectomie abdominale totale mérite-t-elle d'être conseillée, malgré les campagnes qui ont été menées contre elle ? — A quel cas s'applique-t-elle plus spécialement ? — Enfin, comment faut-il la pratiquer ? — Tels sont, pour ne signaler que les principaux, les trois points que le problème présente à considérer.

I. — Rien n'est plus délicat que d'apprécier la valeur d'une opération récente, et pour juger sainement, nous estimons qu'il faut distinguer, dans cette appréciation, une question de principe et une question de fait.

En principe, nous dirons que l'hystérectomie totale peut et doit être conseillée. En effet, elle réalise l'opération idéale et parfaite qui supprime tout le mal, c'est-à-dire qu'elle rentre dans la catégorie des opérations dites : cure radicale. En outre, elle a, sur les méthodes à conservation du pédicule, cette victorieuse supériorité, qu'elle supprime d'un coup tous les accidents dus au pédicule, accidents bien connus de tous les gynécologues qui, depuis longtemps, dirigent toute leur attention vers le traitement du moignon, sans avoir pu jusqu'à ce jour trouver entière satisfaction.

Parmi les désastres que produit le pédicule, et sans parler de nombreux accidents que nous avons énumérés ailleurs, il en est deux principaux qu'il faut immédiatement redouter : nous avons cité l'hémorrhagie et la septicémie. Or l'extirpation totale consacre spécialement deux de ses temps à l'hémostase de tous les étages du ligament large, et partant, elle évite toute hémorrhagie.

D'autre part, l'extirpation totale du moignon supprime toute source de septicémie. C'en est assez pour juger la méthode, et nous n'hésitons pas à conclure : *théoriquement*, l'hystérectomie abdominale est, à n'en pas douter, la méthode de choix.

En *fait*, l'extirpation totale a déjà fait ses preuves, et ses résultats, malgré une statistique composée d'éléments disparates, la mettent actuellement en deuxième ligne après la méthode extra-péritonéale.

Nous espérons mieux encore et sommes persuadé que Martin est dans le vrai, lorsqu'il proclame, au dernier congrès de Rome, que l'avenir est à l'extirpation totale.

Sans doute, il ne s'agit pas là de chirurgie vulgaire et nous estimons bien que jamais l'hystérectomie abdominale totale ne tombera dans le domaine courant. Mais ce que nous voudrions faire ressortir, c'est qu'entre les mains de certains gynécologues rompus à la chirurgie abdominale, elle est susceptible de fournir d'étonnants succès, et si nous rappelons encore une fois les statistiques individuelles de Péan, de Martin, de Doyen, qu'il est rationnel de mettre en parallèle, parce que toutes trois s'attaquent à de grosses tumeurs, c'est afin d'offrir la preuve immédiate de ce que nous avançons.

Donc, nous concluons encore que l'hystérectomie abdominale doit être pratiquée.

Pareille affirmation ne va pas sans quelque réserve, et c'est maintenant la question des indications de l'hystérectomie totale que nous voudrions trancher.

II. Quels cas sont justiciables de la méthode ?

Tout d'abord, les *petits fibromes* sous-ombilicaux n'ont rien à voir avec l'extirpation abdominale totale, et la règle est admise maintenant, parmi les gynécologues que ces petits néoplasmes ressortissent à l'hystérectomie vaginale. Le cas est plus discutable, lorsqu'on se trouve en présence d'une *tumeur atteignant l'ombilic.* Celles-ci sont sur la limite de l'hystérectomie vaginale.

Quelques opérateurs rompus aux manœuvres du morcellement ont pu faire passer par le vagin des tumeurs énormes. MM. Péan, Segond et Doyen se sont attaqués à des tumeurs remontant au-dessus de l'ombilic, mais reconnaissent que de pareilles manœuvres peuvent être imprudentes et ne doivent pas être conseillées.

Et, puisque l'ablation totale n'est pas de mise par voie vaginale, s'ensuit-il que la même ablation totale soit condamnable par l'abdomen et qu'il faille se borner à une opération incomplète, c'est-à-dire, à une amputation supravaginale ?

Nullement, et nous croyons que les malades, atteintes de ces tumeurs de moyen volume, peuvent bénéficier de la même faveur de suppression radicale par l'abdomen. L'ablation abdominale totale sera même réalisée dans de bien meilleures conditions par l'abdomen que par le vagin. C'est presque l'idéal, utérus et tumeur, tout peut être enlevé en un seul fragment par le ventre. Donc, l'ablation totale des fibromes sous-ombilicaux, difficile à réaliser par le vagin, doit céder le pas à l'ablation totale par l'abdomen.

Restent les *grosses tumeurs*. Si ces tumeurs sont justiciables d'une intervention supravaginale et si la pédicularisation est possible, dans tous ces mêmes cas, sans exception, l'ablation totale du pédicule est aussi toujours praticable. On a donc le choix entre deux modes de conduite : ou bien, confectionner un moignon qu'on fera extra ou intrapéritonéal ; alors, on fera une opération incomplète. Ou bien, enlever le moignon et le reste de la tumeur, et on aura une opération complète. Entre les deux alternatives, la dernière s'impose, puisqu'elle est meilleure, et qu'elle est possible. Le Moniet dit aussi : « L'ablation totale sera réservée à tous les fibromes sus-ombilicaux nécessitant une intervention chirurgicale ; que le fibrome soit unique ou multiple, libre ou adhérent, normal ou en voie de dégénérescence. »

Ces indications, hâtons-nous de le dire, n'ont qu'une portée générale et ce serait folie que de les prendre au pied de la lettre et de vouloir indistinctement les appliquer à tous les cas. Il nous reste donc maintenant toute une étude à faire de l'application à *chaque fibrome en particulier*. Et la liste est longue de toutes les modalités anatomiques que l'on peut rencontrer dans les fibromes. Pour chaque variété, nous aurions à nous demander si l'extirpation totale est possible. Ces considérations nous entraîneraient bien au delà des limites de ce travail et mériteraient à elles seules, pour l'étude de chaque cas particulier, une thèse spéciale.

Nous ne l'entreprendrons pas. Toutefois, il est une espèce de fibromes que nous ne pouvons passer sous silence : les *fibromes à large implantation*. S'il est, à la rigueur, permis aux pratiquants du pédicule de laisser en l'abdomen un moignon mince et grêle, la même manière d'agir ne peut être admise lorsqu'on se trouve (et les cas en sont nombreux en pratique) en présence d'un pédicule large et étalé, trop court. Et c'est bien en cette circonstance que le chirurgien, désireux de confectionner son pédicule, se trouve embarrassé; même lorsqu'il le réduit au minimum par l'évidement central à la Schrœder, le moignon n'en reste pas moins menaçant par son volume. Comment convient-il d'agir? Il n'est pas indifférent, suivant nous, d'abandonner dans le ventre un pédicule court et trapu. Dans cette variété, variété de gros fibromes à pédicule très large et très court, la méthode extra-péritonéale étant impossible (le pédicule ne se laissant pas amener au dehors), la méthode intra-péritonéale étant dangereuse (très volumineux pédicule laissé dans l'abdomen), l'ablation totale est ici le seul procédé applicable. Elle est, dans ce cas, un *procédé de nécessité*. Aussi bien, écoutons ce que nous enseigne un maître (1) à ce sujet. « Si le pédicule est court et gros, on pourra recourir « soit au procédé de ligature élastique perdue, soit à l'hys-« térectomie totale, abdomino-vaginale combinée. » Nous ne saurions souscrire entièrement à cette formule, car l'hystérectomie totale ne peut être mise au même plan que la ligature élastique perdue. Supprimons la première proposition, et nous dirons : Si le pédicule est gros et court, on aura

(1) Bœckel. — Gazette méd. de Strasbourg, 1er Déc. 1892.

recours à l'hystérectomie totale. Nous n'avons pas à parler des contre-indications, car nous considérons avec Le Moniet qu'il n'existe aucune contre-indication spéciale, les seules contre-indications se tirent du mauvais état général et défendent toute intervention quelle qu'elle soit. « On peut *aussi* admettre comme contre-indication la dégénérescence sarcomateuse d'un énorme fibrome adhérent de tous côtés à l'épiploon, à l'intestin, au péritoine pariétal. C'est une contre-indication aussi bien à l'hystérectomie abdominale totale qu'à toute autre opération abdominale ou vaginale. »

Mais une dernière question se pose.

III. — Pour faire l'exérèse totale d'un fibrome par l'abdomen, quelle méthode suivrons-nous ?

Nous devrions nous prononcer ici sur le *choix* d'un procédé; certes nous n'avons que l'embarras. En vérité, nous ne sommes pas en mesure de résoudre cette question ; aucun procédé ne s'impose. Le plus souvent, c'est affaire d'habitude individuelle de la part de l'opérateur ; et Chrobach a dit sagement : « Pour avoir le droit de critiquer un procédé, il faut « l'avoir appliqué. » Cependant, nous dirons que toutes les méthodes, et il s'en faut de beaucoup, sont loin d'avoir la même valeur. Nous proclamons l'infériorité de tous ceux de ces procédes si nombreux qui demandent tous une trop longue durée d'application. Ainsi, nous n'avons aucun attrait pour un procédé qui, comme celui de Chrobach, dure deux heures. Nous sommes, au contraire, partisans résolus des méthodes rapides et croyons que la célérité de l'opérateur est pour beaucoup dans le succès final. Bien pénétrés de la supériorité des opérations rapidement conduites, Lawson Tait, Schrœder, Kœberlé, Péan, Perrier admettent qu'il faut opérer le plus vite possible, et Pozzi a dit que « toute opération péritonéale qui dure plus d'une heure « acquiert par cela seul un degré spécial de gravité. » Nous terminerons en disant que si l'on voulait proclamer le procédé de choix, c'est parmi les procédés rapides seuls qu'il conviendrait de le chercher.

Trois procédés résument au plus haut chef ces qualités : ce sont ceux de Martin, de Polk, de Doyen.

CHAPITRE XVIII

STATISTIQUE

Nous venons de passer en revue tous les manuels opératoires actuellement mis en œuvre dans l'ablation des fibromes par la voie abdominale.

Nous avons vu successivement les transformations les plus diverses métamorphoser l'hystérectomie abdominale. Ces changements ont été en relation directe avec la préoccupation des opérateurs d'arriver à atténuer d'abord, puis à supprimer les deux grands dangers inhérents à tout procédé d'ablation : l'hémorrhagie et la septicémie.

Tout d'abord, on fixe le pédicule en dehors du péritoine, dans l'angle de la plaie abdominale. C'est la seule manière de conjurer tout accident hémorrhagique ou infectieux. L'opération de Kœberlé-Hégar, est créée.

L'avènement de l'antisepsie et de l'asepsie, l'invention des ligatures perdues élastiques ou à la soie, permettent aux chirurgiens d'être plus audacieux. Les divers procédés intrapéritonéaux voient le jour : Schrœder, Olshausen, Zweifel.

Mais on ne se trouve pas encore suffisamment à l'abri de l'infection. On imagine de mettre le moignon, qui contient presque toujours des germes septiques, en dehors de la séreuse; l'on invente les procédés rétropéritonéaux, Chrobach, Richelot, etc.

Toutes ces méthodes ne satisfont pas encore les vrais chirurgiens qui voient toujours en elles des opérations incomplètes. On aborde l'hystérectomie totale : Bardenheuer, A. Martin, Péan, Doyen, etc.

Née d'hier, cette idée de l'extirpation totale fait des pas de géant. Bien qu'elle ait à lutter contre certains procédés intrapéritonéaux qui donnent de magnifiques résultats entre les mains des auteurs, la majorité des gynécologues tend à l'adopter.

Nous nous sommes nettement déclarés partisans de l'hystérectomie totale qui est une opération radicale et nous préférons pour l'accomplir les procédés rapides.

Cette longue énumération des procédés les plus divers ne serait pas complète si nous n'y joignions quelques statistiques. C'est plutôt pour sacrifier au goût du jour que nous fournirons ces résultats opératoires que pour en tirer des conclusions pratiques. Sans mettre en suspicion la bonne foi des gynécologues qui les publient, il est difficile de les prendre à la lettre, et de plus leur interprétation peut varier à l'infini. Nous tâcherons de nous mettre à l'abri de l'erreur en prenant seulement les plus récentes d'entre elles; c'est la seule façon d'avoir des points de comparaison exacts.

Nous avons trouvé ces résultats éparpillés dans un grand nombre de publications; les statistiques de Price et de Le Moniet les ont complétés. Nous les classerons dans l'ordre de description des méthodes :

Méthode extrapéritonéale

Ascher............	5 cas	2 morts.
Léopold............	34	7
Price..............	96	3
Doyen..............	29	3
Elliot..............	1	1
Fehling............	30	3
Chrobach..........	55	5
Kaltenbach.........	22	1
Hégar..............	31	10
Albert.............	50	3
Schroeder..........	34	7
Fritsch............	33	6
Lauwers...........	13	»
Terrillon..........	26	3
Keith..............	38	2
Lawson Tait........	88	10
Bantoch...........	56	19
Sp. Wells..........	20	10
Thornton..........	54	20
Cushing............	25	5
Boldt..............	6	2
Irish de Lowell......	19	5
Mann de Buffalo.....	12	1
Mundede New-York..	12	4
Hamilton..........	10	»
Polk...............	11	2
A reporter...	810	134

Report.....	810 cas	134 morts
Byford..............	4	»
Terrier..............	38	15
Segond..............	20	9
Meyer (clinique de Czerny)...........	30	7
Richelot.............	16	3
Pozzi................	16	2
Carl de Turin........	11	1
Total.........	945 cas	171 morts soit 18,09 °/₀

Méthode intrapéritonéale

Zweifel..............	50 cas	6 morts.
Ascher..............	10	4
Kaltenbach..........	8	3
Léopold.............	22	5
Schroeder...........	164	49
A. Martin...........	135	46
Dick.......	11	2
Fritsch..............	27	11
Terrillon............	32	3
Lauwers............	3	2
Sp. Wells...........	26	10
Cushing.............	3	3
Boldt...............	3	»
Treub...............	42	4
Bear.....	9	»
A reporter...	545	148

Report.....	545 cas	148 morts
Léonte..............	26	»
Brennecke..........	22	4
Martin de Michigan..	6	1
Delettrez...........	18	»
Byford.............	17	4
Chaput............	8	6
Meyer (Cl. de Czerny).	21	4
Hofmeier..........	11	5
Terrier............	8	4
Doyen.............	1	1
Carl de Turin.......	52	5
Richelot...........	20	1
Chrobach..........	17	»
Total.....	772 cas	183 soit 23,70 %

Méthode d'ablation totale

A. Hystérectomie vagino-abdominale.

Léopold............	17 cas	3 morts.
Bardenheuer.........	7	1
Rouffart............	6	»
Jacobs..............	5	1
Boldt..............	3	1
Chaput.............	3	»
Calderini...........	1	»
Total.........	42 cas	6 morts, soit 14, 29 %.

B. Hystérectomie abdomino-vaginale.

Péan..................	27 cas	1 mort.
Boldt..................	7	2
Beckel.................	4	1
Le Bec.................	7	3
Gouilloud.............	3	1
Bouilly................	1	»
Schwartz..............	1	»
Jacobs	4	1
Régnier	1	1
Pichevin..............	1	1
Total..........	56 cas	10 morts, soit 17,85 %.

C. Hystérectomie totale.

Baldy..................	5 cas	1 mort.
Boldt..................	10	3
Crofford...............	1	»
Cragin.................	1	»
Eastmann.............	79	8
Edebohls..............	6	»
Dixon Jones..........	1	»
Keith..................	2	»
R. Hall................	10	1
Lanphear.............	5	1
Polk....................	18	2
Price..................	2	»
Ross...................	1	1
A reporter....	141	17

Report....	141 cas	17 morts
Stimson............	7	2
Chrobach...........	20	»
Mackenrod..........	8	1
A. Martin..........	97	8
Schlutze............	1	»
Tredelenbourg.......	2	»
Lennander..........	16	»
Bossi...............	1	1
Chenieux...........	1	»
Delagenière.........	10	1
Doyen..............	28	4
Fochier.............	1	»
Guermonprez........	3	2
Hue.................	2	»
Lannelongue........	1	»
Pozzi...............	4	2
A. Reverdin.........	2	»
Terrillon............	2	1
Carl de Turin.......	20	»
Calderini de Parmes.	4	2
Meyer (Cl. de Czerny.)	5	1
Total........	376 cas	52 morts, soit 13, 8 %.

Ces statistiques prises en bloc paraissent donner l'avantage à la méthode d'ablation totale ; la mortalité moyenne est dans ce cas de 13,8 %. Après elle vient la méthode extrapéritonéale avec 18,9 % et enfin la méthode intrapéritonéale avec 23,70 %.

Mais ces statistiques, nous l'avons déjà dit, ne sont pas comparables de tous points. Il est évident, par exemple, que Schrœder qui comprend dans ses résultats toutes ses opérations depuis 1876 jusqu'à l'époque actuelle ne peut être mis sur la même ligne que Léonte de Buckarest qui a publié récemment 26 cas opérés depuis quelques années. Les conditions de succès étaient bien différentes pour chacun de ces deux gynécologues. — De même il est injuste de comparer un chirurgien comme Guermonprez, qui a fait trois hystérectomies totales, avec un gynécologue comme Péan rompu aux interventions abdominales. Nous pourrions encore citer la dissemblance des cas opérés comme cause d'erreur, certains s'attaquant indifféremment à tous les fibromes alors que d'autres font une sélection parmi les cas favorables.

Tenant compte de toutes ces causes d'erreur nous avons établi une autre statistique qui, pensons-nous, donne des résultats plus sérieux.

Nous avons choisi les opérateurs qui ont publié des résultats assez considérables (20 cas au moins); de plus nous avons éliminé tous ceux qui comprennent dans leur total des cas trop anciens.

Voici ce que nous avons obtenu :

Méthode extrapéritonéale.

Léopold............	34 cas	7 décès.
Price..............	96	3
Fehling............	30	3
A reporter....	160	13

Report....	160 cas	13 morts
Chrobach..........	55	5
Kaltenbach.........	22	1
Fristch............	33	6
Terrillon..........	26	6
Keith.............	38	2
Cushing...........	25	5
Mayer.............	30	7
Terrier............	38	15
Segond...........	20	9
Doyen............	29	3
Total.....	475 cas	72 décès.

Soit 15,15 o/o

Méthode intrapéritonéale.

Zweifel...........	20 cas	6 décès
Léopold..........	22	5
Terrillon..........	32	3
Treub.............	42	4
Brenneche.........	22	4
Mayer.............	21	4
Chrobach.........	17	»
Richelot...........	20	1
Leonte	26	»
Total.....	222 cas	27 décès.

Soit 12,16 o/o

Hystérectomie totale.

Léopold...........	17 cas	3 décès.
Péan.............	27	1
Boldt............	10	3
Eastmann.........	79	8
Polk.............	18	2
Chrobach.........	20	»
A. Martin........	97	8
Lennander........	16	»
Delagenière......	10	1
Doyen............	28	4
Carl.............	20	»
Total...	342 cas	30 décès.
Soit..	8,77 o/o	

Conclusions.

1. Deux méthodes peuvent être mises en œuvre pour arriver à l'ablation des fibromes par la voie abdominale.

Méthode supravaginale.

Méthode d'ablation totale.

2. Les méthodes supravaginales sont :

extrapéritonéales,
intrapéritonéales,
mixtes.

3. La méthode supravaginale extrapéritonéale présente les inconvénients énumérés plus haut.

Elle n'a plus maintenant d'avantages puisqu'on ne craint plus l'hémorrhagie ni l'infection.

4. Les méthodes intrapéritonéales de Schrœder, de Olshausen, Zweifel, etc., ne mettent pas suffisamment le péritoine à l'abri de l'infection. De plus, elles ne s'appliquent pas à tous les cas ; certains fibromes présentent des pédicules larges et minces, sur lesquels il est impossible d'appliquer des ligatures et à plus forte raison de tailler des lambeaux.

5. Les méthodes intra et rétropéritonéales de Richelot, Chrobach, Goffe, ont comme les précédentes le défaut de ne pouvoir s'appliquer à tous les cas ; mais elles offrent

toutes garanties contre l'infection venant du moignon ; ce sont les seuls procédés intrapéritonéaux recommandables.

6. Les méthodes mixtes présentent tous les désagréments des méthodes extra ou intrapéritonéales, sans avoir un seul de leurs avantages.

7. Les méthodes d'ablation totale sont des opérations dites : cure radicale.

Elles offrent sur les précédentes cette incontestable supériorité d'enlever tout le mal et par conséquent de supprimer les plus grands dangers d'infection et d'hémorrhagie. C'est pour cette raison que nous les préférons.

8. Elles comprennent des procédés d'hystérectomie :

vagino-abdominale,
abdomino-vaginale,
abdominale totale.

9. Les procédés d'hystérectomie vagino-abdominale sont longs et peu pratiques, car ils nécessitent deux opérations successives, une vaginale et une abdominale.

10. Le même reproche s'adresse aux abdomino-vaginaux.

11. L'hystérectomie abdominale totale doit être le procédé de choix. Il s'applique à tous les cas et il est rapide entre les mains d'opérateurs expérimentés.

BIBLIOGRAPHIE

Ahlfed. Beritche und arb. aus der. Klin. Zu giessen 1881-82, Leipzig.

Albert. Wien med. presse, n° 2, 1889.

Amiot. Du traitement du pédicule après l'hyst. par la voie abdominale. Thèse de doct., 1883-84.

Aran. Leçons cliniques sur les maladies de l'utérus et de ses annexes, Paris, 1860.

Ascher. Zeicht für Geb und gyn. 1891, XX2, Zur Casuistik des myomoperat.

Annales de gynécologie, août 1891. Congrès de Berlin.

Archives de tocologie, 1891.

Baldy. Com. au Pan american med. Congress, Amer. Journ. of obst., novembre 1893.

Bardenheuer. Zur Prage des drainirung des péritonealhole, Stuttgard, 1880.

Central. für gyn., 1881, n° 22.

Drainirung der péritonealhole, traduit dans journ. de méd., de chirurg., de pharmac., de Bruxelles. 1882, t. LXXIV.

Bantock. Traitement du pédicule dans l'hyst. sus-vaginale, Amer. gyn. soci., 14 sept. 1887.

Supra vaginal hyst. for. fibroid, Brith. med. Journ. 1889, p. 78.

Bear. Supra vaginal hyst. with-ligature of the cervix. A neuw method. Amer. Jour. of obst. 1892, XXVI, p. 489-504.

Beford. Tr. amer. gyn. Société Philadelphie, 1891.

Besselmaan. Sur la méthode de Chrobach. Central für gyn., 21 novembre 1891.

Billroth et Luecke. Traité de chirurgie.

Wien, med. Woch., mars 1876, n° 1 et 2, 1877, n° 40.

Boldt. Amer. J. of obst. juin 93.

Bonanno. Di un nuovo klamp nella istérectomia pr fibriomiomi, Gazetta med. di Roma 1890, XVI, p. 449-458.

Boiffin. Tumeurs fibreuses de l'utérus, Paris, 1891.
Bossi. Extirpation totale, modification de la méthode de Martin. Gaz. d. osp. Napoli 1891, p. 551.
Bonnet. Traitement chirurg. des fibromes utérins Nouvelles archives d'obst. et de gyn., juin-juillet 1892.
J. Bœkel. Gazette médicale de Strasbourg, n° 10, 11, 1892.
Bouilly. Congrès français de chirurgie, 1893.
Bantock. Supra vaginal hyst for fibroids. (Amer. J. of obst.)
Bouilly. Semaine médicale, 1891, p. 132
Braun. Wiener med. Woch, 1887, n° 22, p. 717.
Brennecke. Méthodedes myotomies, Zeitch für Geb., und gyn. Bd XXI, 1891.
Zeitch f geb, und gyn, 1889; un mot en faveur du procédé de Schrœder.
Cabot. Twenty five cases of laparotomy for the removal of tumours. Boston, med. Journ. 1889 CXX, p. 29.
Camelot Nouvelles archives d'obst. et de gyn. Hystérectomie totale. Paris, 1891, p. 377.
De l'hystérectomie abdominale totale pour fibromes utérins. Nouvelles archives d'obs. et de gyn., 25 août 1892.
Caternault. Essai sur la gastrotomie dans les tumeurs fibreuses péri-utérines, thèse de Strasbourg, 1868.
Chaput. Annales de gynécologie et d'obstétrique, mai 1893.
Clado. Archives de médecine, février 1885.
Christowisch. Hystérectomie supravaginale, revue de chirurgie, octobre 1893.
Chrobach. Cent. f. gyn , 28 février 1891.
De l'extirpation abdominale de l'utérus avec myome Cent. f. gyn., 29 août 1891.
Du pédicule rétropéritonéal dans la myotomie, Centr. f. gyn., 13 janvier 1894.
Chénieux. Association française. Congrès de Limoges, XIX session. Comptes rendus, page 611, traitement intrapéritonéal du pédicule.
Bulletin société de chirurgie 1891, XVII, p. 607.
Czerny. Zur hyst. Vortag. ad. gyn., section des Badener Naturforscherversammlung.
Cuzzi. Sur le lien élastique. Stud. di obst. gynec. Milano, 1890, p. 126.
Comptes rendus du Congrès de Rome, revue de chirurgie 1894.
Delettrez. Hystérectomie abdominale pour fibromes utérins, gazette des hôpitaux, 1er octobre 1892.
Semaine médicale 1893, p. 235, congrès gyn. de Bruxelles, 1893.
Delbet. Traité de chirurgie.

De Gubaroff. La question de la ligature extrapéritonéale des vaisseaux utérins. Cent. f. gyn., 18 novembre 1890.

Delagénière. Archives provinciales de chirurgie, p. 133, juin 1894. Hystérectomies abdominales, total : 10 observations.

Dianed. Centr. für. gyn., 1887.

Dirner. Centr. für. gyn., 1887.

Treat. of pedic. in myotomy. Annals of gyn., janvier 1888.

Dimitri-De Ott. Quelques modifications dans la technique opératoire de l'hystérectomyomie, Wratch 27 et Annales de gyn., septembre 1891.

Diock. Hystérectomie abdominale pour fibromes. Corresp. blatt für schweizer æzte, février 1887.

Dorff. Beitrag zur technich und nach. Amp. supravag. bei fibromen. Centr. f. gyn., n° 12, 1880.

Doyen. Congrès français de chirurgie, Paris 1893, et

Archives provinciales de chirurgie 1892. N° 1, décembre 1892.

Duret. Du traitement du pédicule dans l'hyst. abdo. pour fibromes utérins. Journ. des Sciences médicales de Lille, 1890, p. 145.

Duval. De l'hystérectomie abdominale totale pour fibromyomes utérins. Thèse de Doct., Paris 1892.

Edebolhs. The tehnique of total extirpation of the fibromatous uterus. Amer. Journ. of obst , novembre 1893.

Ehrendorfer. Arch. für gyn. XLII, 2.

Internat Klin. rundschau Wien., 1892, p. 1117 et 1217.

Elliot. Hystérectomie abdo. totale pour fibromes, Boston med. and. surg. report. 20 juillet 1893.

Fochier. Lyon med.. août 1893. (Comm. de M. Noé Josserand).

Finetti. Wiener med. presse, 8 octobre 1893.

Fowler. A new opération for uter, myomat. (Cautérisation intracapsulaire après la laparotomie, New-York med. Jour., p. 629, 7 juin 1890.

Frascani. Inversion du moignon. Riforma medica, 14 sept. 1891.

Freund. Eine neue method der extirpation des ganzen uterus. Wolkmanns Vortraege, n° 133.

Fristch. Centr. f. gyn., 1888. [Congrès f. gyn. in Halle.

Berlin Klin, Woch. p. 717, 27 août 1890. Hystérectomie totale avec traitement extrapéritonéal du pédicule,

Berlin Klin. Woch, p. 858, 15 septembre 1891.

Du traitement intrapéritonéal du pédicule après la myomectomie, Berlin, Klin. Woch. 28 sept. 1891.

Glœvecke. Arch. für gin. 1889, Bd. XXXV, Hft L.

Goffe. Opération mixte, Amer. Journ. of obst., New-York 1890, p. 372.

Gordon. Trans of the. Amer. med. Assoc. 7, 8, 9, 10 janvier 1892, Amer. J. of. obst.

Gouilloud. Extirpation vaginale du moignon. Lyon médical, 1891, n° 49.
Archives de tocologie 1891, p. 743-755.
Congrès français de chirurgie 1893

Grammatikati. Vratch 1891, n° 1. Annales de gyn. et d'obst., juillet 1891.

Gross. Hyst. abdo. vagin. et hyst. abdo., totale pour fibromes utérins. Semaine médicale, 25 février 1893.

Graham. Disposition intrapéritonéale du pédicule dans l'hystérectomie susvaginale. Amer. Jour. obst., sept. 1892.

Guermonprez. Comm. à l'Académie de médecine. 15 et 22 sept. 1891.

Guermonprez et Duval. Société anatomo-clinique de Lille, 9 mars 1892.

Guilleminot. Traitement du pédicule intrapéritonéal dans l'ablation des fibromes utérins par hystérectomie abdominale. Thèse Paris 1892-93.

Gusserow. Neubildungen des utérus II, Aufl, 34.

Guyon. Thèse d'agrégation 1860.

Rufus Hall. Total extirpation of the fibroid uterus, Cincinnati Lancet Clinic 6 mai, 10 juin 1893.

Hamilton. New-York, méd. J. 17 février 1894, 10 cas d'hystérectomie sus-vaginale.

Heydenreich. Thérapeutique chirurgicale contemporaine, Paris 1888.

Hartmann. Technique de l'extirpation totale de l'utérus fibromateux. Annales gyn., décembre 1893.

Heywood-Smith. Brith. med. J., 19 mars 1892.

Hegar et Kaltenbach. Traité de gynécologie opératoire, trad. franç. 1889. Berliner Klin. Woch., mars 1876.

Hergott. Extirpation de la matrice. Annales de gyn., sept. 1885.

Herzfeld. Nouvelle méthode d'extirpation totale de l'utérus, Centralb. f. gynack., 14 janvier 1892.

Hochenegg. Démonstration einer neuen méthod des utérus extirpation, Wien. Klin. Woch, 1892, p. 356-358.

Hofmeier. Manuel de gynécologie opératoire. Traduit par Louwers, Paris 1889, p. 241.
Du pédicule rétropéritonéal dans les opérations des myomes. Centralb. f. gyn., 2 décembre 1893.

Hall. Total extirpation, Amer. J. of obst. 1892, XXV, p. 809.

Hue. Congrès français de chirurgie, 1893.

Jacobs. Société obst. et gyn. de Bruxelles, 3 avril 1893. Nouvelles archives d'obst. et de gyn., 25 octobre 1893.

Jarjavay. Thèse, Paris, 1852.

Johannovsky. Du traitement rétropéritonéal du pédicule de Chrobach dans l'hystérectomie abdominale. Arch. für gyn. XLIV, 2., 1892.

Kaltenbach. Zeitvoch. f. geb. u gyn., 1876, 11, p. 186.
Kelly. Nouvelle méthode d'hystéromyomectomie. Amer, J. ofobst., avril 1888.
Keith. Edinburg med. Journ. (traité de gyn. du Dr Pozzi).
Kich. Corresp. blat. f. schweizer, 1886.
Kimball. Boston méd. Journ, 1855, p. 249.
9 extirpations de l'utérus, 3 guérisons. Boston, med. Journ., 1874.
Kleeberg. St-Pétersbourg, méd. Woch. XXVI, n° 13 1877 et n° 41, 1879.
Kuester. Centralb. f. gynäh, 1884, n° 1.
Kochs et Zweifel. Du traitement intrapéritonéal du pédicule, avec abandon des pinces. Berlin, Klin, Woch, 10 novembre, 1891.
Kœberlé. Documents pour servir à l'histoire de l'extirpation des tumeurs fibreuses de la matrice par la méthode sus-pubienne. Gazette médicale de Strasbourg, 1864, n° 2 et suivantes.
Gazette médicale de Strasbourg, 1866, n° 72.
Krasswosky. St-Pétersbourg, med. Woch., n° 27, 1877.
Krug. De la méthode de Martin., Amer, J. of. obst. Juin, 1892.
Kuhn. Sur la ligature élastique, Corresp. blatt. f. schweizer, Aezte, 1er Décembre, 1886.
Lanphear. Méthode nouvelle et rapide d'hystérectomie Annals of surgery, XVIII, 3, 1892.
Med. record, 1er juillet, 1893.
Lannelongue. Hystérectomie totale abdominale. Journal médical de Bordeaux, 14 juillet, 1892.
Landau. Historique et technique de l'hystérectomie totale. Berlin Klin, Woch.. 12, 19, 26 juin, 1893.
Arch. f. gyn. XLVI, janvier, 1894.
Lawson Tait. Brith gyn. soc, 13 juin, 1887.
Clinical lecture on utérine myoma. Brith. med., Journ: London, 1887, p. 292.
Hystérectomy. The Lancet, 1892, p. 1422.
Lauro. Traitement du pédicule utérin à la suite de la laparo-hystérectomie pour fibromes. Riforma medica, sept. 1893.
Le Moniet. Hystérectomie abdominale totale, thèse, juin 1894.
Lebedeff. Centralb. f. gyn., 23 novembre 1889.
Lennander. Centralb. für gynäk., 1892, n° 12; 1893, n° 36.
Léonte. Hystérectomie abdominale supravaginale, Revue de chirurgie, 10 juin 1894.
Letousey. De l'hystérectomie sus-vaginale par la voie abdominale dans le traitement des tumeurs utérines en dehors de la grossesse. Thèse, Paris, 1879.
Léopold. Arch. für gyn., XXXVIII, 1891.
De la myotomie avec pédicule intrapéritonéal. Arch. für, gynäk., XLIII, 1892.

Lihotsky. Wien. Klin. Woch., 1891, p. 485-488.

Lossen. Berlin Klin. Woch., 1879, n° 14 et 15.

Löhlem. Deutsch med. Woch., 45, p. 1134., 1893, quelques opérations de myomes.

A. Martin. Des opérations de myomes. Zeit. f. Geburts, XXI, 1890.
Tageblatt der naturforscherversamlung, zu Cassel 1878.

A. Martin. Zeitsch für Geb. und Gyn., 1883.
Congrès des naturalistes et med. allemands à Heidelberg, Centralb, für gynäk., 1889.
Traité clinique des maladies des femmes. Trad. Paris, 1889.

F. H. Martin. The treatment of the pedicule. Amer. Jour. of obst, 1892, XXV, p. 745.
Journ. Amer, med. assoc., 23 septembre 1893.

Marty. Etude historique et bibliographique sur l'hystérectomie totale pendant les années 1889-90-91, thèse, Paris, 1892.

Marque. Thèse, Paris, 1892.

M'Ardle. Treatment of pedible, Trans, Roy. Acad. Med. Irland Dublin, 1890.
London, p. 1155, 1890

Menu. Manuel opératoire de l'hystérectomie, thèse de doctorat, 30 novembre 1893.

F. Merckel. Laparomyomectomie. Münch med. Woch, n° 16, 1890.

Meinert. Wien, med. Woch., n° 45, 1885.

Milton. Treatment of the pedicule, The Lancet, London, p. 1155, 1890.

Morris. Deux cas de laparotomie. The Lancet, 9 janvier 1885.

Monod. Deux cas d'hystérectomie abdominale à ligature élastique perdue. Journal de médecine de Bordeaux, 22 octobre 1893.

Mikulicz. Wien. med. Woch, n° 19, 22., 1879.

Nusbaum. In Zweifel, p. 25.

Olshausen. Gazette hebdomadaire des sciences médicales de Montpellier, 1882
Deutsche Zeitsch. f. chirg. B. d. XVI, p. 171.

Péan. Hystérectomie. De l'ablation partielle ou totale de l'utérus par la gastrotomie. Etude sur les tumeurs qui peuvent nécessiter cette opération par Péan et L. Urdy, Paris 1873 et Gazette des Hôpitaux, n° 99 et 102, 1871, Gazette obst., 1877, n° 7.
Académie de Médecine, séances 20 Mars 1877 et 18 novembre 1879.
Leçons de clinique chirurgicale, 1876, p. 674, 704 et 1879, p. 808-880.
Annales de gynécologie. Juin 1891.

Ablation totale de l'utérus. Bulletin de l'Académie de médecine, 1892, p. 785-788.

Gazette des hôpitaux, 1892, LXV.

Congrès français de chirurgie, 1893.

Pichevin. Volatilisation du pédicule. Médecine moderne. Paris 1891, p. 259.

Polk. Extirpation de l'utérus par la voie sus-pubienne. Amer. J. of. obst, novembre 1892.

S. Pozzi. De la valeur de l'hystérectomie, etc. Thèse d'agrégation, 1875.

Traité de gynécologie, Paris, 1893, p. 297.

Note sur la technique de la ligature élastique du pédicule (Bulletin et mémoire de la Société de chirurgie, 28 novembre 1883, p. 889 et Congrès français de chirurgie, 1885, p. 537).

Price. Hystérectomie sus-vaginale Amer. J. of obst. 15 Août 91.

Trait. extrapéritonéal du moignon dans l'hystérectomie. Amer. J. of obst. novembre 1892.

Ramon. Hystérectomie abdominale, méthode de Péan, dans les cas de gros fibromes utérins, Thèse Doctorat. Paris, 1893.

Reed. Cincinnati Lancet clinic, p. 430, 1892.

A. Reverdin. Appareil suspenseur destiné à faciliter l'extirpation de l'utérus. Arch. provinciales de chirurgie, oct. 1892.

Congrès français de chirurgie, 1893.

Richelot. Bulletin de la Société de chirurgie, XVI, 1890.

Hystérectomie abdominale. Union médicale, 1892.

Annales de gynécologie, juin 1893.

Robert. De quelques accidents septiques dus a la présence de corps fibreux de l'utérus. Thèse de Doctorat, Paris. 1884-1885.

Routh. The Lancet, 1863, II, p. 653.

Rouffart. Observations d'hystérectomie totale abdominale. Bruxelles, 1891.

La Clinique, 10 août 1893.

Rokitansky. Wiener med. Presse, 1879, nos 22, 24, 25.

Ross. Amer. Journ. of obst. I, 1893.

Rydygier. Wien. Klin. Woch n° 10, 1890.

Berl. Klin. Woch n° 44, 1886.

Reeves. Med. Press. and Circula. London 91.

Secheyron. Tr. de l'hystérectomie, Paris 1889.

T. Savage. Birmingham. J. allem., 1879.

Saenger. Centralb. f. gyn. n° 44, 1886.

Senn. Laparo-hysterectomy, its indication and technique. Amer. Journ. of. med. Scient. sept. 1893.

Secheyron. Traitement chirurgical des myomes utérins. Gazette des hôpitaux, 1er sept. 1888.
Schmidt. Centralb. f. gyn. Leipzig. 1888, p. 860.
Spencer Wells British med. Journ., mars et décembre 1878.
Obst. Tran art, XI, p. 73.
Med. Times, 29 juillet 1871.
Stacheli. Zur castration bei fibromyoma utéri. Corresp.blatt. für schweitzer Aertze, 1889, no 17, 18.
Stone. Du pédicule dans l'hystérectomie. Amer, Journ. of obst., décembre 1894, p. 1431, 1437.
Des opérations abdominales, Pan Amer, med, Congrès sept. 1893.
Sutton. Ligature élastique dans l'hystérectomie sus vaginale. Amer. Journ. of obst. Juin 1893.
Schrœder. Berlin Klin, Woch. 15 octobre 1877 et Vortrg auf der Badener naturforscherversamlung, 1879.
Segond. Bulletins de la Société anatomique, 1888,
Congrès périodique international de gyn. et d'obst., Bruxelles, 1894.
Schwartz. Congrès français de chirurgie, Paris. 1893. et Revue de chirurgie 1883.
Tauffer. Wiener med. Woch. 1885.
Terrillon. Leçons de cliniques chirurgicales. Paris, 1889.
Archives de tocologie et de gyn,, mai 1891.
Tillaux. Utérus kystique, hystérectomie abdominale. Annales de gynécologie et d'obst. Paris, 1889.
Thomas. Diseases of Women.
Thiersch. Centr. f. gyn., 1882.
Thornton. The Lancet, 8 mai 1880, Obst. soci, meeting 1er avril 1880.
The Lancet, 30 octobre 1886. Traitement des myomes.
The treatment of fibromyoma uteri British. med. Journ., 11 février 1893.
Thélen. Extirpation totale de l'utérus pour myomes. Centralb. f. gynäk, 28 mars 1890.
Trenholme. Report of nine cases of hyst. for uter, fibroid new méthod of treating pedicle. Canada med. recenser, Montréal 1889-1890.
Tuffier. In traité de chirurgie VII.
Vautrin. Du traitement chirurgical des myomes. Thèse agrégation, 1886.
Van de Warker. Amer. jour. gyn., Toledo, 1891.
Werner. Amer. gyn. and Pediatri, Philadelphie 1892-1893.
Werder. Ligature élastique dans le traitement extrapéritonéal. Amer. asso. of. obst., 16 sept. 1890, p. 1269.
Vehmer. La myotomie et la castration dans les fibromes Zeit. f. geb. und gyn., 1887.

Whyte. Nouvelle méthode d'extirpation de l'utérus Pacific m. J. San-Francisco, p. 65, 1891.

Von Hacker. Wiener med. Woch, n° 48, 1885.

Wœlfler. Wiener med. Woch, n° 25 et 49, 1885.

Wood. Cincinnati Lancet and Clinic, 15 février 1879.

Wirbel. De la ligature élastique perdue dans l'hystérectomie abdominale Thèse de Doct., Paris 1890-91.

Vuillet. Revue med. de la Suisse Romande 1885.

Des divers procédés pour obtenir la cure radicale des fibromes utérins. Paris 1891, p. 49.

Verneuil. Congrès français de chirurgie, 1893.

Walthard. Corresp.-blatt für Schweitzer aerzte, 1er août 1893.

Zweifel. Traitement du pédicule, Berlin Klin. Woch., p. 717, 27 août 1888.

Du traitement intrapéritonéal du pédicule dans la myomectomie. Archives f. gyn., 1 et 2 XLI.

Nouveau procédé de traitement du moignon, centr. . gyn., 7 avril 1894.

Die Stielbehandlung bei des myomectomies. Stuttgard 1888.

TABLE DES MATIÈRES

DEUXIÈME PARTIE.

Ablation totale.

Le M... — Typ. Ed. Monnoyer.

www.ingramcontent.com/pod-product-compliance
Ingram Content Group UK Ltd.
Pitfield, Milton Keynes, MK11 3LW, UK
UKHW020140200726
13856UKWH00003B/777